高等职业教育医学卫生类专业系列教材

新形态活页式教材（供口腔、护理、临床医学等专业用）

口腔医学专项技能实训教程

主　编　谢宏新
副主编　陈　欢　朱　星

重庆大学出版社
国家一级出版社
全国百佳图书出版单位

内容提要

本书是专门针对高等职业学校口腔医学类相关专业实训课程编写的教材，编写时按照当前高等职业教育口腔医学类专业人才培养要求，结合口腔医学执业助理考试大纲，借助新形态活页式教材突出优势，选列了典型的口腔医学专项技能训练三大模块技能，以实训准备、方法与步骤、实训评分等为主线展开，内容涵盖口腔修复学专项技能实训（下设 11 个专项技能实训）、口腔颌面外科学专项技能实训（下设 16 个专项技能实训）、口腔内科学专项技能实训（下设 10 个专项技能实训），并依托口腔医学专业教学资源库、在线课程、精品课程资源，对接平台中的动画、微课、图片、视频、电子教案、题库等资源，便于学生自主学习，拓宽学生视野，提高学习效率。

本书可作为高等职业学校口腔、护理、临床医学等相关专业师生使用，也可供临床医师和实习生学习参考。

图书在版编目（CIP）数据

口腔医学专项技能实训教程 / 谢宏新主编 .-- 重庆：重庆大学出版社，2022.5

高等职业教育医学卫生类专业系列教材

ISBN 978-7-5689-3237-0

Ⅰ.①口… Ⅱ.①谢… Ⅲ.①口腔科学—高等职业教育—教材 Ⅳ.① R78

中国版本图书馆 CIP 数据核字（2022）第 067420 号

口腔医学专项技能实训教程

KOUQIANG YIXUE ZHUANXIANG JINENG SHIXUN JIAOCHENG

主 编 谢宏新

副主编 陈 欢 朱 星

策划编辑：袁文华

责任编辑：张红梅 版式设计：袁文华

责任校对：刘志刚 责任印制：赵 晟

*

重庆大学出版社出版发行

出版人：饶帮华

社址：重庆市沙坪坝区大学城西路 21 号

邮编：401331

电话：（023）88617190 88617185（中小学）

传真：（023）88617186 88617166

网址：http://www.cqup.com.cn

邮箱：fxk@cqup.com.cn（营销中心）

全国新华书店经销

重庆紫石东南印务有限公司印刷

*

开本：889 mm × 1194 mm 1/16 印张：10 字数：283 千

2022 年 5 月第 1 版 2022 年 5 月第 1 次印刷

印数：1-2 000

ISBN 978-7-5689-3237-0 定价：58.00 元

编委会

主　编　谢宏新

副主编　陈　欢　朱　星

编　委　（排名不分先后）

肖　严（湖北职业技术学院）

陈　欢（湖北职业技术学院）

朱　星（湖北职业技术学院）

刘　冲（湖北职业技术学院）

文　花（湖北职业技术学院）

张甜雅（湖北职业技术学院）

何　灿（湖北职业技术学院）

谢宏新（湖北职业技术学院）

前　言

QIANYAN

《口腔医学专项技能实训教程》是在实验室内，供口腔、护理、临床医学等专业实训课教师教学和学生学习使用的新形态活页式教材。本书是编者在总结多年高等职业教育口腔医学专项技能实训教学改革经验的基础上，结合口腔医学执业助理考试大纲，按照教育部高等职业教育口腔医学专业的人才培养要求编写而成。

本书涵盖了口腔医学专项技能课程中各学科的实训内容，选取典型的口腔医学专项技能训练三大模块技能，以实训准备、方法与步骤、实训评分等为主线展开，内容涵盖口腔修复学专项技能实训（下设 11 个专项技能实训）、口腔颌面外科学专项技能实训（下设 16 个专项技能实训）、口腔内科学专项技能实训（下设 10 个专项技能实训）。实训内容的设置突出实用性和可操作性，基本涵盖了口腔医学所需要的专项技能和方法，要求学生在课前认真预习，实践操作时一丝不苟地按实训教程规定进行，分析实训结果，实事求是，并结合理论课讲授内容独立思考，培养分析问题和解决问题的能力。不同专业的学生可根据培养要求和课时，选做或合并部分实训内容。

本书依托口腔医学专业教学资源库、在线课程、精品课程资源，对接平台中的动画、微课、图片、视频、电子教案、题库等资源，便于学生自主学习，拓宽学生视野，提高学习效率。

本书在编写过程中，参考了大量的文献资料，在此向原作者表示感谢；同时，本书的编写还得到了重庆大学出版社的大力支持，在此一并感谢。

由于编者水平有限，书中难免存在疏漏和错误，敬请读者批评指正。

编　者

2022 年 2 月

目录

MULU

模块一　口腔修复学

模块二　口腔颌面外科学

模块三　口腔内科学

模块一

口腔修复学

序号	主要内容
1	任务 1.1　制取印模
2	任务 1.2　灌注模型
3	任务 1.3　铸造金属全冠牙体预备
4	任务 1.4　上前牙烤瓷全冠牙体预备
5	任务 1.5　弯制间隙卡环
6	任务 1.6　全口义齿制作（一）—— 制作基托、殆堤
7	任务 1.7　全口义齿制作（二）—— 确定、转移殆位关系
8	任务 1.8　全口义齿制作（三）—— 排牙
9	任务 1.9　前牙铸造桩核蜡型的制作
10	任务 1.10　塑料暂时冠制作
11	任务 1.11　后牙邻殆金属嵌体的牙体预备

任务 1.1　制取印模

实训目标

1. 熟悉常用印模材料的性能。
2. 掌握用藻酸盐印模材料制取印模的方法。

▼ 实训内容

1. 观看教师示教，制取印模。
2. 学生之间互换医患角色进行操作，完成印模制取。

▼ 实训准备

1. 器材准备。

（1）消毒盘（牙科镊子、探针、口镜）、漱口杯、有孔有牙颌托盘、橡皮碗、调拌刀、藻酸盐印模材料、小毛巾等，如图 1-1-1、图 1-1-2 所示。

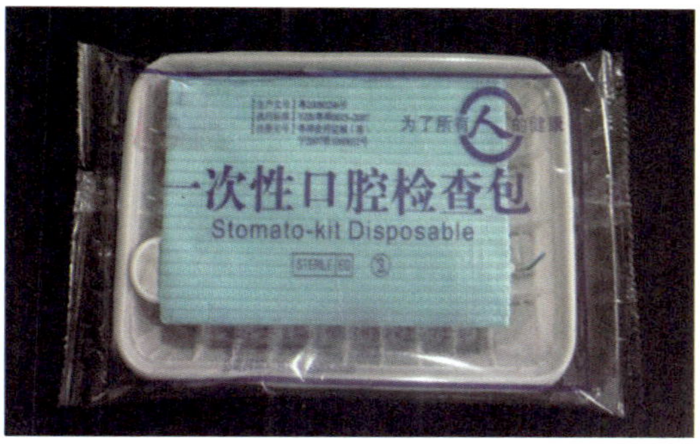

图 1-1-1　一次性口腔检查包

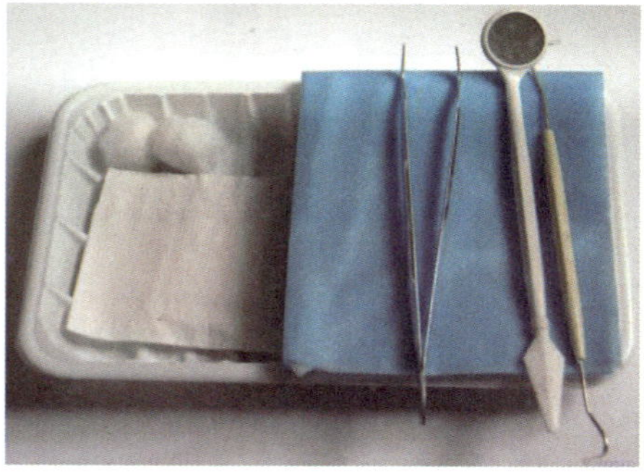
图 1-1-2　消毒盘（含牙科镊子、探针、口镜）

（2）印模材料：藻酸盐印模材料（变色龙）、弹性橡胶类印模材料、琼脂印模材料（可逆型）、印模膏（可逆型），如图 1-1-3—图 1-1-7 所示。

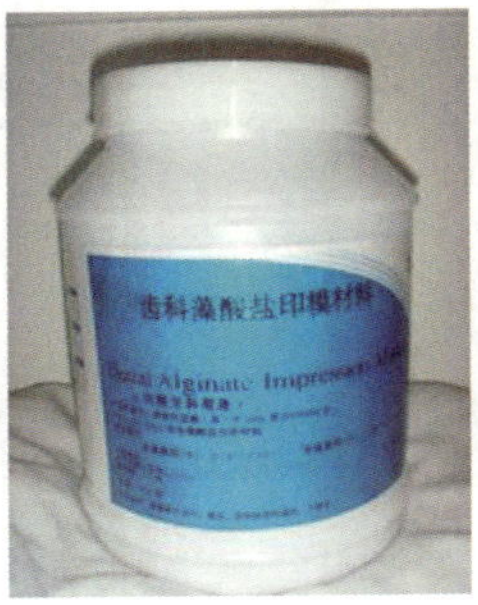

图 1-1-3　藻酸盐印模材料（1）

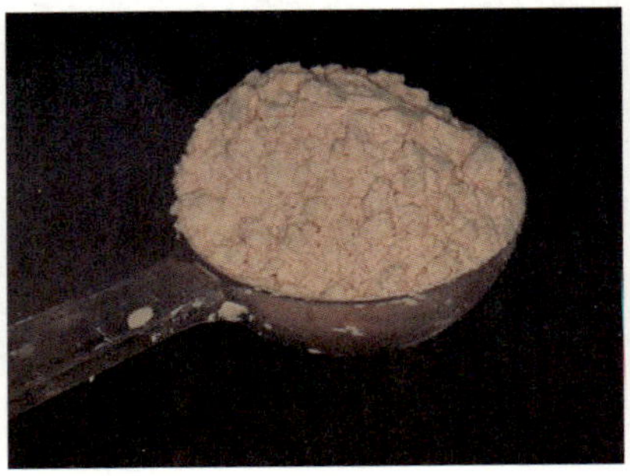

图 1-1-4　藻酸盐印模材料（2）

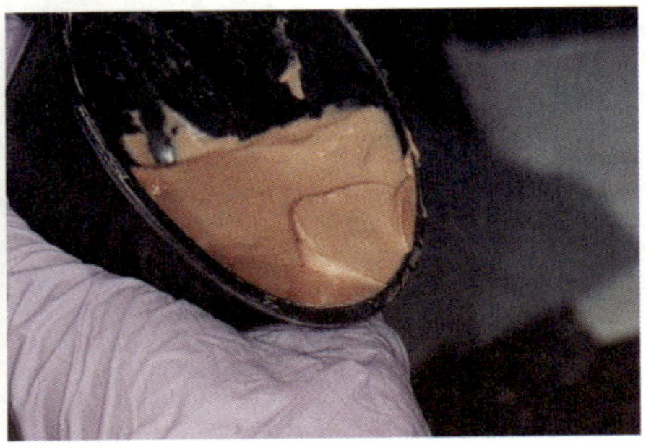

图 1-1-5　调拌藻酸盐印模材料

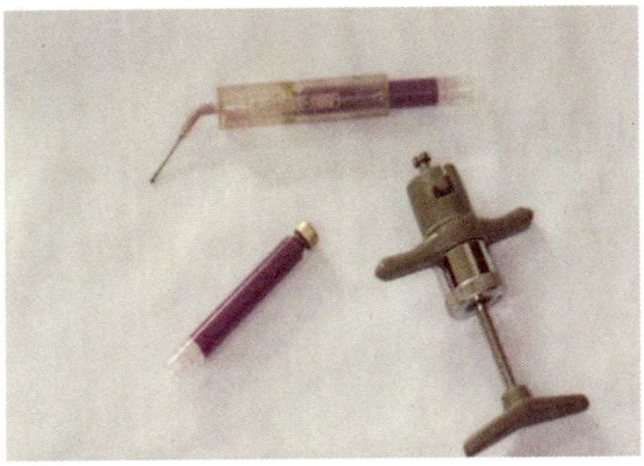

图 1-1-6　琼脂印模材料

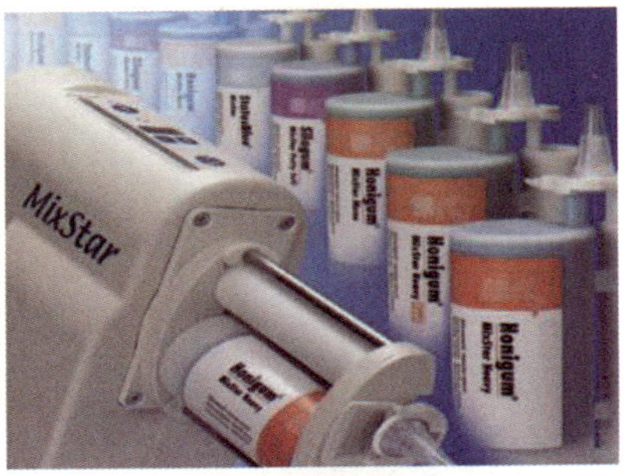

图 1-1-7　弹性橡胶类印模材料

2. 调整椅位　椅背上缘与患者肩胛骨相齐，头枕部稳靠在枕靠上。取上颌印模时，调节椅背与枕靠，使患者上颌牙列的𬌗平面与地平面约成 45°，如图 1-1-8 所示。取下颌印模时，调节椅靠与枕靠，使下颌牙列𬌗平面在张口时，与地平面近于平行，患者口腔平医师稍抬手臂位置，如图 1-1-9 所示。总之，患者既要舒适、自然，又要便于医师操作。

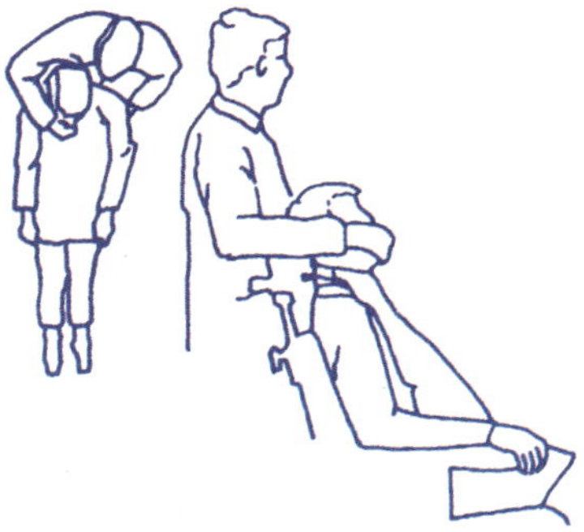

图 1-1-8　取上颌牙列印模时椅位

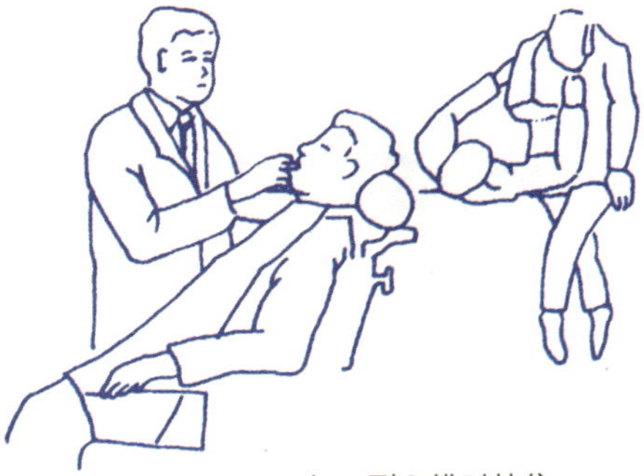

图 1-1-9　取下颌牙列印模时椅位

3. 选择托盘　根据患者牙弓的形状、大小、高低，选择上颌和下颌合适的有孔（或有倒凹）托盘，其长度应包括整个牙弓，托盘的内、外侧应比牙弓略宽 3 ~ 4 mm，边缘应低于黏膜转折位置 2 ~ 3 mm。如托盘长度、高度不够，可用红蜡片或印模膏加长、加深。如托盘大小只是稍有不合适，可用技工钳调整托盘边缘，使之合适。各型托盘如图 1-1-10—图 1-1-15 所示。

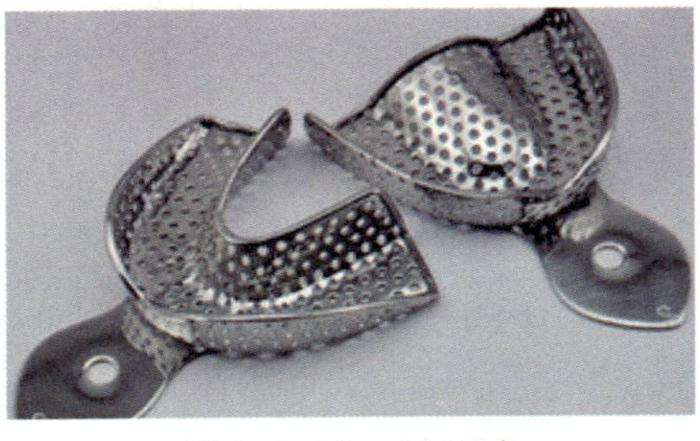

图 1-1-10　金属托盘

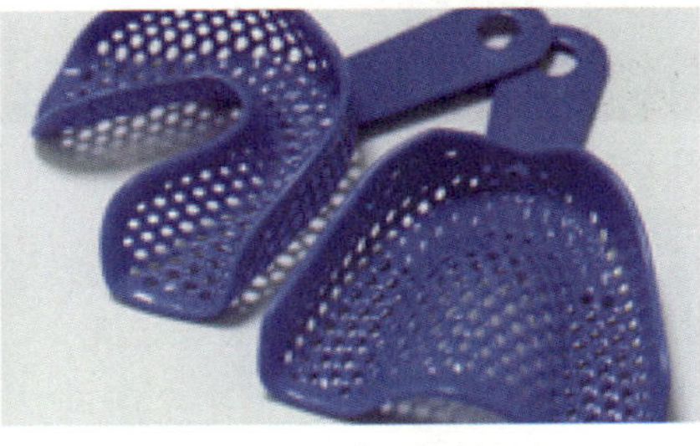

图 1-1-11　金属塑料托盘

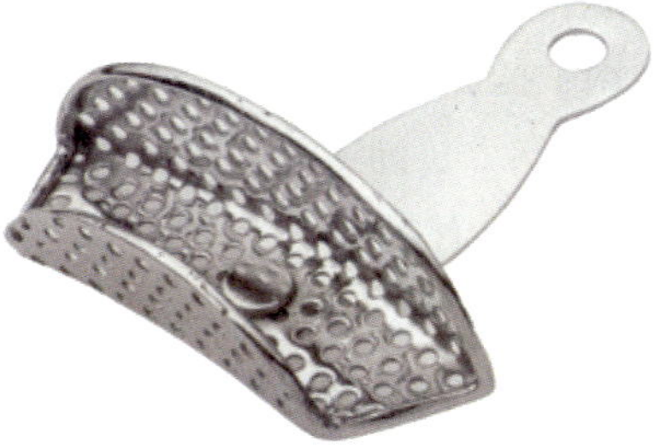

图 1-1-12　金属局部托盘

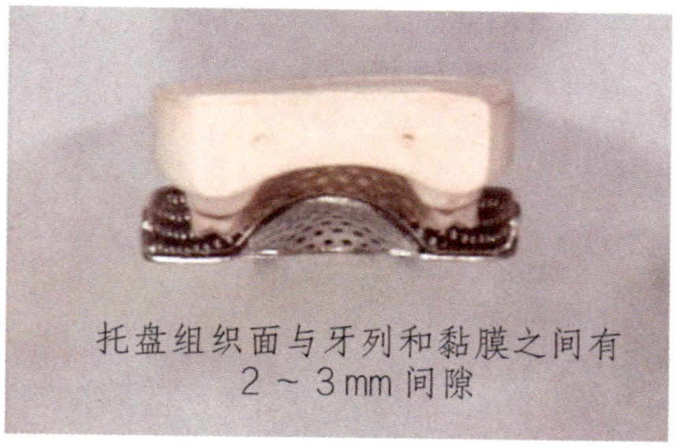

图 1-1-13　托盘的大小

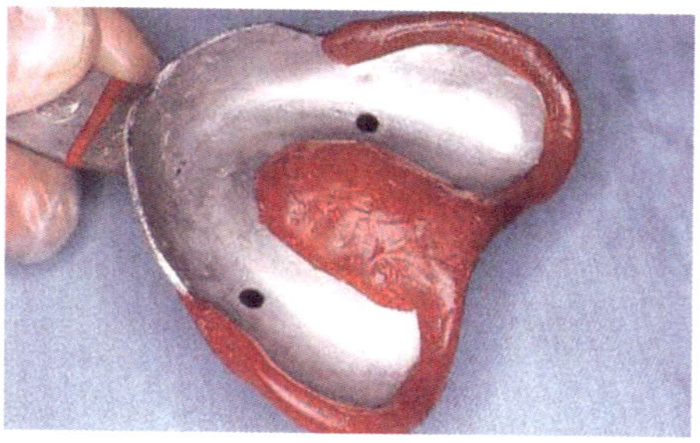

图 1-1-14　加长、加深上颌托盘

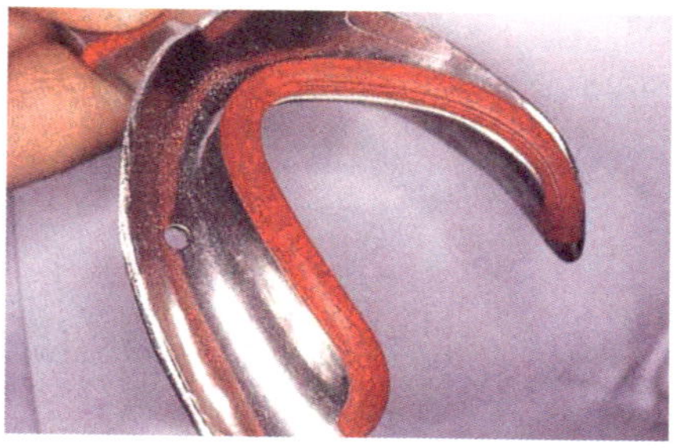

图 1-1-15　加深下颌托盘

▼ 方法与步骤

1. 理论复习　几种常用印模材料的性能与特点。

2. 教师示教　一名学生扮演患者，教师讲解椅位调整、托盘选择等实验前各项准备事宜，然后依次完成上、下颌印模制取。

3. 学生操作　学生间互取印模。

（1）制取上颌印模：按前述方法，调整好椅位，操作者站在患者的右后方，左手从患者头后绕向左侧，用左手示指将患者左侧口角拉开，右手持盛有已调拌好印模材料的托盘，从患者右侧口角斜行旋转放入口内，托盘柄对准面部中线，前后位置适宜后，以向上、向后的方向，施加均匀的压力使之就位。

在材料未凝固之前做肌肉修整，方法为：用左手示指和中指支持在托盘的左、右侧前磨牙区，保持托盘稳定不动，用右手将上唇及右侧颊部肌肉向下、向前、向内活动；然后用右手支持托盘，左手同法作上唇及左侧颊部肌肉修整。两侧均修整完毕后，以双手手指在相当于第二双尖牙和第一磨牙区保持托盘稳定不动，直至材料凝固（材料由粉红变白或不粘手）后，从口内取出托盘，方法是：右手持托盘柄，轻轻前后翘动托盘，当印模脱离口腔组织后，顺上前牙长轴方向，向下、向前取出。制取上颌印模如图 1-1-16 所示。

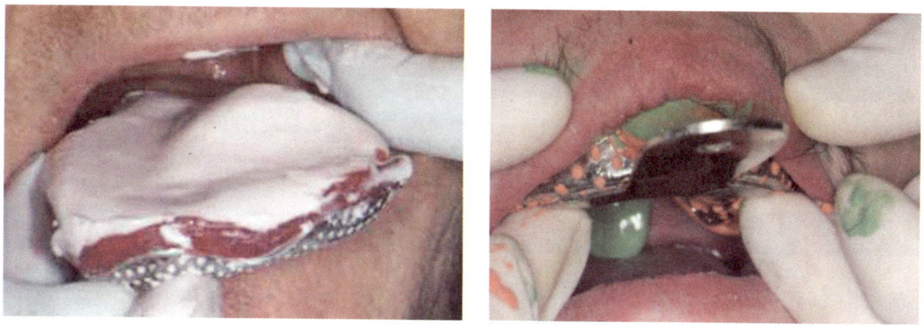

图 1-1-16　制取上颌印模

（2）制取下颌印模：按前述方法，调整椅位，操作者站在患者的右前方，左手示指将患者右侧口角拉开，右手持托盘，从左侧口角斜行旋转放入口内，托盘柄对准下颌唇系带，前后位置适中后，以均匀的压力使托盘就位。在材料未凝固前作肌肉修整，方法同上，一手稳定托盘，一手修整，方向：拉下唇向上、向内活动，拉颊部向上、向内、向前活动，然后嘱患者轻轻抬起舌尖部前伸至口裂，左右活动至口角以修整舌侧，修整完毕后，按上述方法稳定托盘不动，待材料凝固后，取出托盘，如图 1-1-17、图 1-1-18 所示。取出方法同上，但取出方向应与下前牙长轴一致，即向上、向前取出。

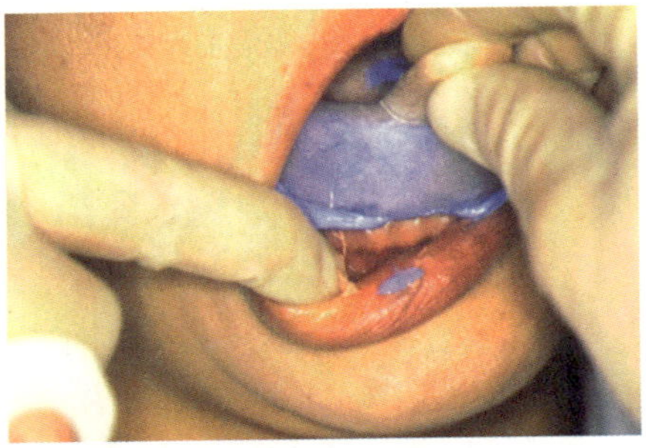
图 1-1-17　制取下颌印模

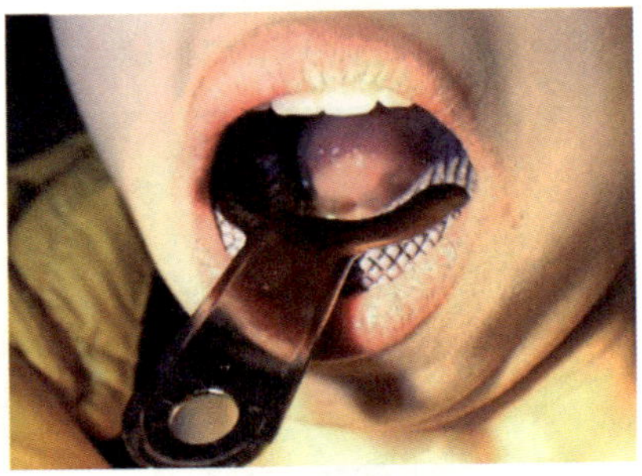
图 1-1-18　制取下颌印模时伸舌活动

▼ 注意事项

1. 取印模前，必须向患者说明取模情况，以消除患者的紧张情绪，使其能与医师配合。

2. 取模前，应嘱患者漱口，以保证印模清晰。

3. 印模材料比例要适当、调拌要均匀，取模过程中要保持稳定不动，以免影响印模的准确性。

4. 取印模时，应特别注意患者的椅位，切勿使头后仰，特别是取上颌印模时，嘱患者低头、用鼻吸气，以免恶心、呕吐或发生弹性材料流入气管的意外事故。

5. 印模自口内取出后，一定注意检查印模是否完整、清晰，伸展是否足够，表面是否光滑，托盘与材料是否脱离，如不合格，则重新取模。

6. 如患者腭顶高，不易取得完整印模，则可在取印模前，用软化的印模膏加高托盘腭顶部。

7. 取印模后，需检查印模是否光滑、完整、清晰；基牙及颈缘是否清晰；有无脱模。灌模前，印模需冲洗干净。

完成的上颌印模和下颌印模，如图 1-1-19、图 1-1-20 所示。

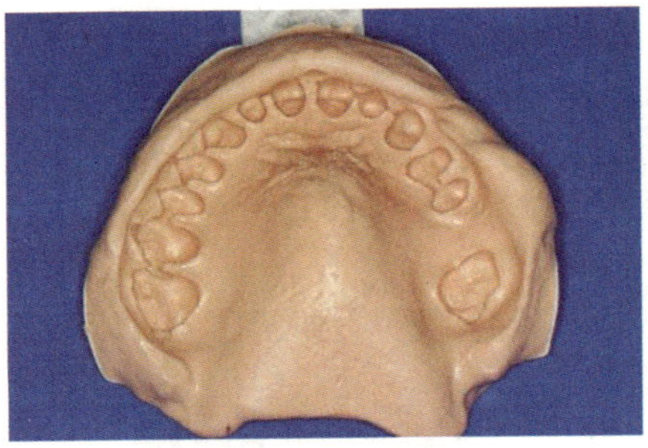
图 1-1-19　完成的上颌印模

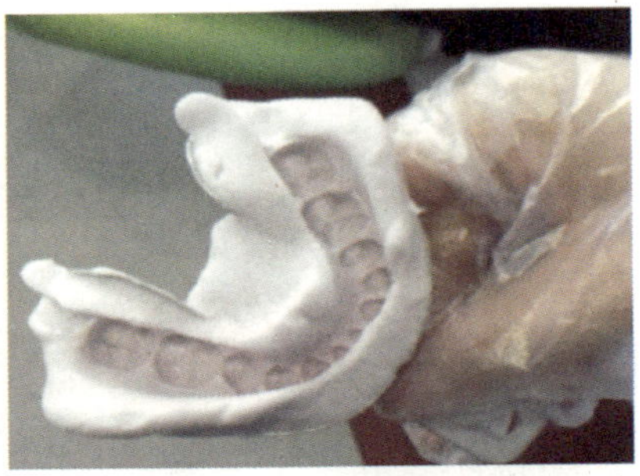
图 1-1-20　完成的下颌印模

▼ 实训评分

上、下颌印模制取评分标准；医嘱，调整椅位，光源，去除牙石，取出食物残渣，漱口，洗手、戴手套，比试，请护士调材料；说明取模型的目的，嘱患者放松。

评分内容				分值	得分	合计
评分标准（100分）	托盘选择	根据患者牙弓长、宽、高选择合适的成品托盘，托盘与牙弓内外侧应有3～4 mm的间隙，翼缘不妨碍唇、颊、舌活动，成品托盘可进行适当修改，游离端缺失或缺隙很大时，需先用自凝树脂或印模膏制作个别托盘	牙弓大小	10分		
			比试	10分		
	体位	体位调整正确	调头托	5分		
			医患体位	10分		
			医嘱	5分		
	托盘就位	牵开嘴角，将盛有印模材料的托盘旋转放入口内（取下颌时，嘱患者舌向上、向前），保持托盘稳定至印模材料完全凝固	牵开口角，旋转就位	15分		
			医嘱	5分		
	功能修整	托盘就位后，在印模材料凝固之前，进行适当的唇、颊、舌的功能整塑	有	10分		
			无	0分		
	印模质量	印模材料凝固以后，将印模完整取下来，不能有脱模和变形。印模要清晰、完整、无气泡，包括牙列、牙槽骨、系带切迹边缘伸展适度	印模完整	20分		
			清晰	10分		

▼ 作业

1. 理想的印模材料是（　　）。
   A. 印膜膏　B. 琼脂印模材料　C. 硅橡胶印模材料
   D. 藻酸盐印模材料　E. 以上都是
2. 二次印模法的优点是（　　）。
   A. 印模比较准确　B. 印模边缘完整　C. 印模组织面光滑
   D. 初学者容易掌握　E. 以上都是
3. 下列关于无牙颌印模伸展范围的说法，不正确的是（　　）。
   A. 包括整个牙槽嵴　B. 边缘伸展到唇颊舌沟　C. 上颌后缘伸展到腭小凹处
   D. 上颌后缘伸展与后颤动线一致　E. 上颌两侧后缘伸展到翼上颌切迹
4. 制取全口义齿印模，下列叙述不正确的是（　　）。
   A. 使组织受压均匀　B. 适当伸展印模范围　C. 采取解剖式印模
   D. 保持稳定的位置　E. 作肌功能修正

参考答案： 1. C；2. E；3. C；4. C

（谢宏新）

任务 1.2　灌注模型

实训目标

1. 熟悉石膏的调拌方法。
2. 掌握用石膏灌注模型的方法。
3. 掌握修整模型的方法。

▼ 实训内容

利用完成的印模（或橡胶印模），应用石膏灌注一副石膏模型，并对石膏模型形态进行打磨。

▼ 实训准备

1. 器材准备　已经完成的印模（或橡胶印模）、橡皮碗、石膏调刀、模型振荡器、模型打磨机等。
2. 灌注模型的石膏材料　石膏，包括熟石膏、人造石（硬石膏）、超硬石膏等。

▼ 方法和步骤

方法和步骤分为复习理论课内容、教师示教、学生操作等 3 个环节。以下为操作步骤与操作要领。

1. 灌注模型。

（1）用小流水轻轻冲洗印模上的唾液，并轻轻甩干印模内的水。

（2）调拌石膏：于橡皮碗中盛适量的水，将石膏徐徐加入水中，石膏完全被水浸湿并无多余的水即为水量适宜（一般石膏和水的比例为 5 ：3），用调拌刀搅拌均匀（最好真空搅拌）后，振动橡皮碗，以排除气泡，如图 1-2-1 所示。

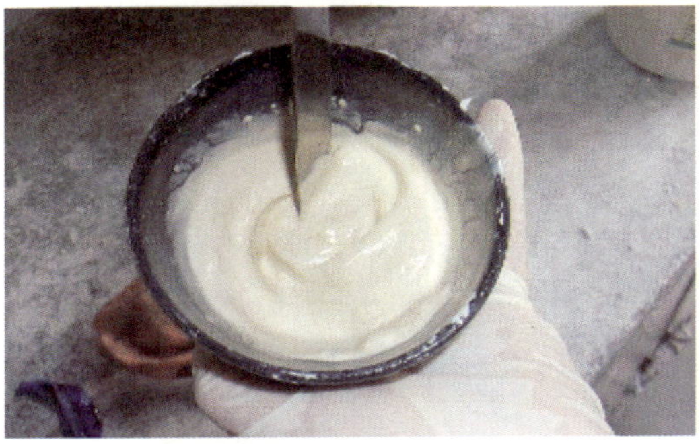
图 1-2-1　用橡皮碗调拌石膏

（3）右手持调拌刀，取出少许石膏，从印模最高点注入［上颌从腭顶开始注入（图 1-2-2），下颌从舌侧边沿开始注入（图 1-2-3）］，左手持印模托盘轻轻震动，使石膏从高处流入印模的各处，同时排除空气，最好在模型振荡器上进行。少量多次加入石膏，逐渐增加石膏至印模边缘全部盖满石膏。

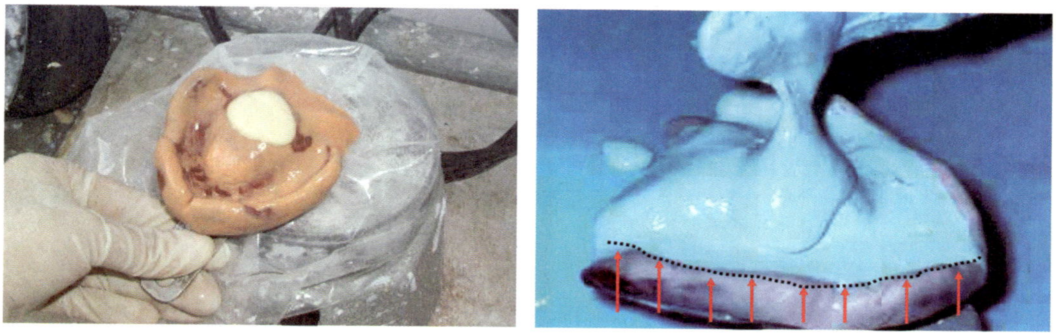

图 1-2-2　上颌从腭顶开始注入石膏

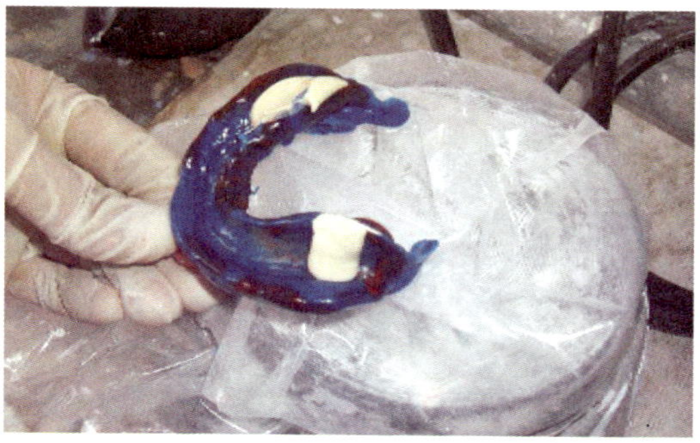

图 1-2-3　下颌从舌侧边沿开始注入石膏

（4）若是肯氏 I 类缺失者，将印模倒置在放有石膏的玻璃板上，轻轻加压，使腭顶部到基底约 12 mm 厚即可，然后修整印模的周边，形成 3 mm 宽的保险边。若缺失牙少，可不倒置在玻璃板上，用调拌刀将模型底抹平即可。

2. 分离模型　石膏过了发热期（约 45 min）后，变硬时即可分离模型，先用小刀将印模周围多余的石膏和印模材料刮掉，然后轻轻地顺牙齿长轴方向取出模型。如托盘周边加有印模胶，则需先用热水烫软印模胶，再去掉托盘，轻轻剥脱印模膏。最后修整模型，对好上、下模型的咬合关系，并用红笔于左、右侧第一磨牙上画条直线，以标明咬合关系。

3. 修整模型　将脱出的模型置于修整机上，按要求磨除周围多余的石膏，并对好上、下颌咬合关系。要求上、下模型最薄处的厚度应在 10 mm 以上，模型基底面与假想颌平面平行，模型的后面、侧面与基底面垂直，模型的边缘宽度以 3 ~ 5 mm 为宜。

▼ 注意事项

1. 灌注前，在甩干印模内的水时，防止用力过猛，并用手固定印模和托盘，防止材料脱离托盘。

2. 灌注印模时，应在灌注石膏进入印模的同时震动托盘及印模，以排除空气，防止产生气泡。

3. 严格掌握水和石膏的比例，水越多，凝固越慢，抗压强度越低，模型越易磨损。反之，石膏越多，凝固越快，越不便于操作，又易产生气泡。水、石膏的量应一次加足，不应在调拌的中途添加，以免影响模型的质量。

4. 如有个别孤立的牙齿，或倒凹过大的牙齿，在灌注石膏时，应在该牙齿印迹处插入竹签或细钢丝，增加其坚固性，以免在分离模型时石膏牙折断。

▼ 实训评分

完成的模型，如图 1-2-4—图 1-2-6 所示。

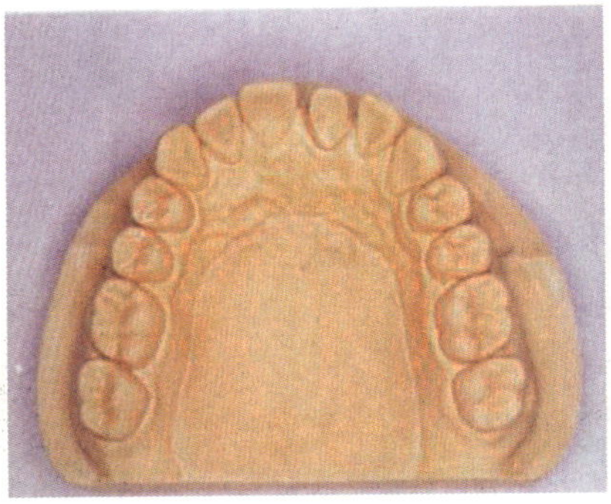

图 1-2-4 石膏模型（超硬石膏）

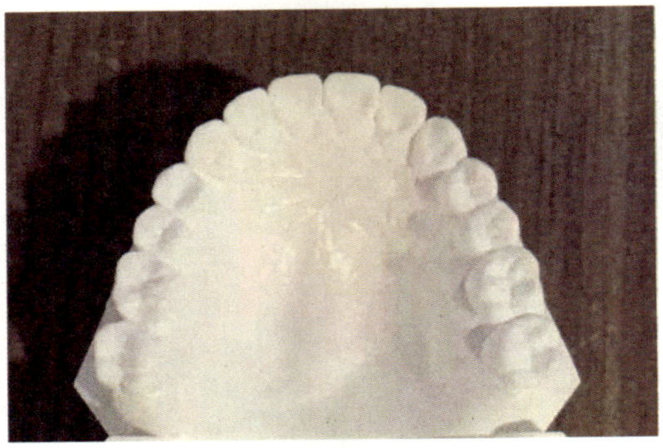

图 1-2-5 上颌模型（熟石膏）

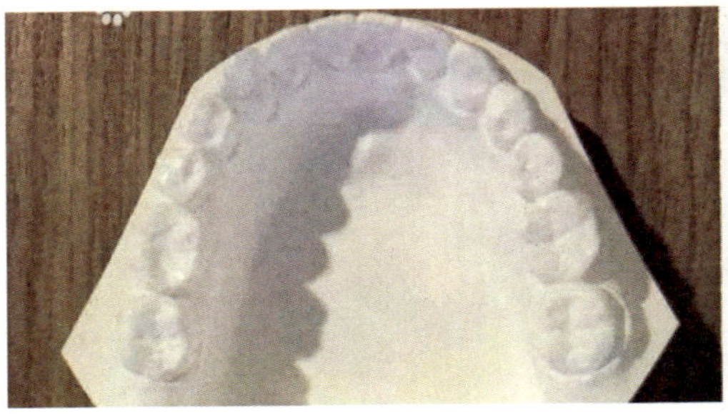

图 1-2-6 下颌模型（熟石膏）

评分内容		分值	得分	合计
评分标准（100 分）	能准确反映口腔组织解剖结构，尺寸稳定、精确度高、模型清晰、无表面缺陷等	20 分		
	模型有一定的形状和厚度	15 分		
	模型最薄处的厚度应在 10 mm 以上	10 分		
	模型的基底面与假想的咬合平面平行	10 分		
	模型的后面及侧面与基底面垂直	15 份		
	模型的边缘宽度以 3 ~ 5 mm 为宜	15 分		
	模型表面应光滑、硬度高，能经受修复体制作时的磨损	15 分		

▼ 作业

1. 常用的灌注模型的石膏材料有哪几种？
2. 常用的灌注模型的方法有哪些？

（谢宏新）

任务 1.3　铸造金属全冠牙体预备

实训目标

1. 加深对金属全冠修复有关理论的理解。
2. 掌握铸造金属全冠牙体预备的方法和步骤。

▼ 实训内容

1. 在仿真头模的实验牙列模型上进行基牙左下 5、左下 7 铸造金属全冠的牙体预备。
2. 用硅橡胶印模材料取模，然后用人造石灌注模型（同“任务 1.2”）。

▼ 实训准备

1. 实验用品　仿真头模（图 1-3-1）、工作模型、口腔检查器械（器械盘、口镜、镊子、牙科探针）、高速涡轮手机（以下简称“高速手机”）、涡轮钻针（马尼系列 TR-11、TR-13、TF-S23）。
2. 灌注模型器材　橡皮碗、石膏调刀、模型振荡器、模型打磨机（图 1-3-2）、超硬石膏。

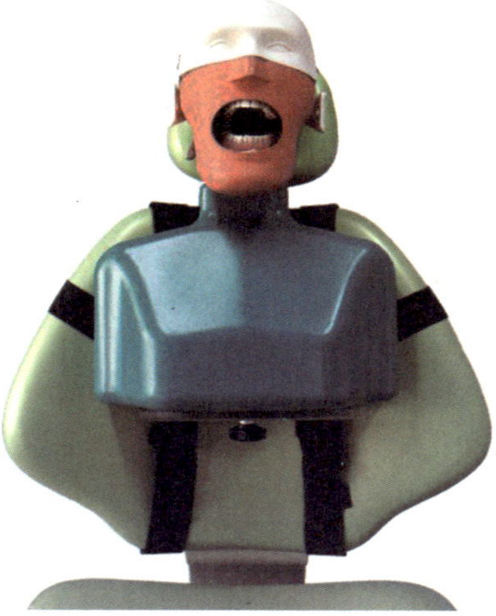
图 1-3-1　仿真头模

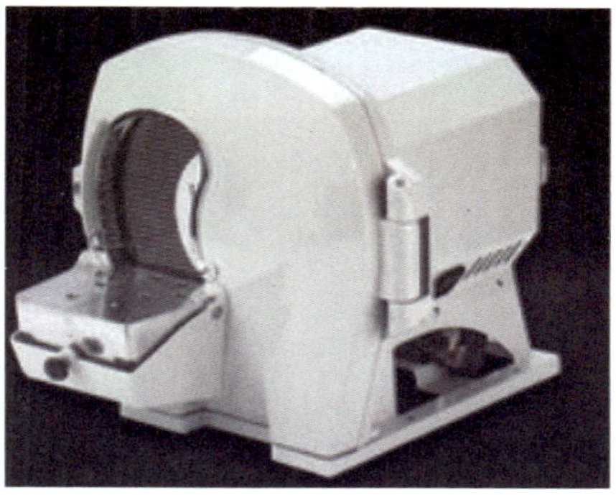
图 1-3-2　模型打磨机

▼ 方法和步骤

1. 颌面预备。

（1）深度指示沟：先用短粗车针（如 TF-S23）沿殆面发育沟、嵴制备指示沟，指示沟的深度在功能尖为略小于1.5 mm，在非功能尖为略小于1.0 mm（预留少量后期修整的量），如图1-3-3—图1-3-5所示。

（2）殆面牙体组织的磨除：按导沟的深度将殆面均匀地磨去1.0 ~ 1.5 mm，保留殆面原有的解剖形态与牙尖位置，防止将殆面磨成平面，如图 1-3-6 所示。

（3）与对殆牙之间留出一定的间隙，以容纳金属冠的厚度。但以少磨牙为原则，尽量保留牙冠的高度。如图 1-3-7 所示。

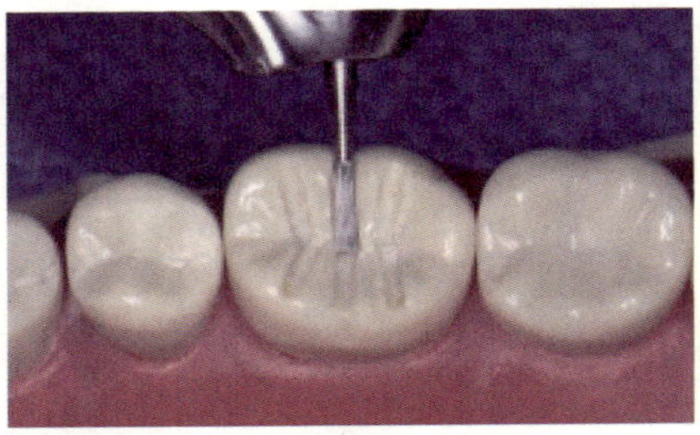

图 1-3-3　深度指示沟（殆面观）

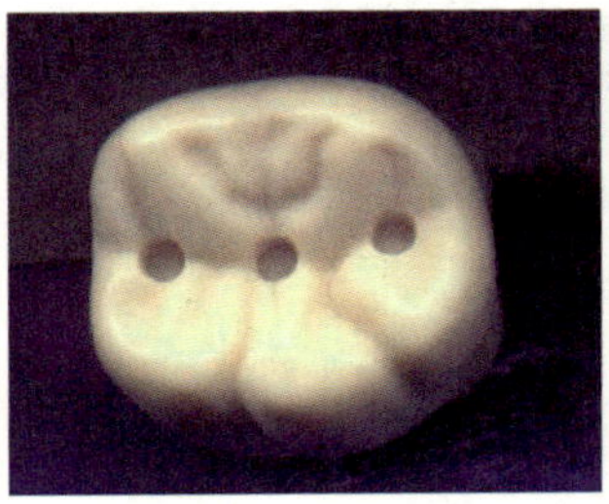

图 1-3-4　深度指示沟

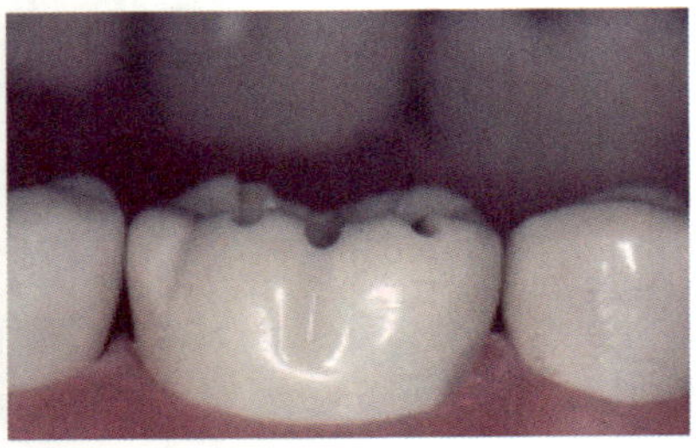

图 1-3-5　深度指示沟（颊面观）

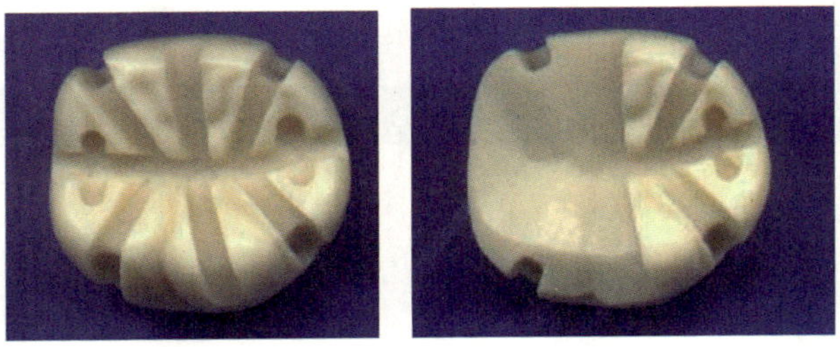

图 1-3-6　殆面牙体组织磨除

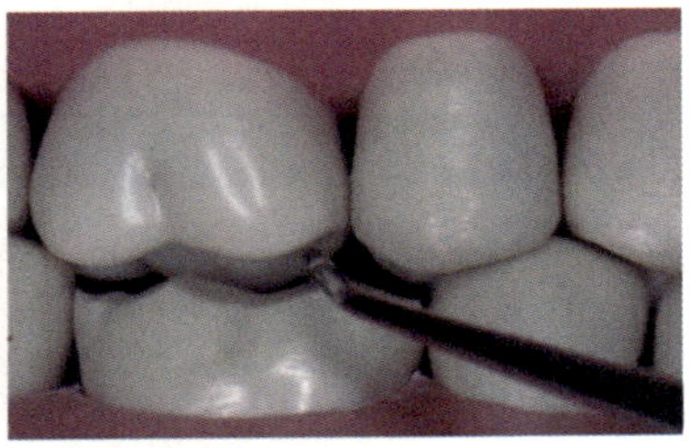

图 1-3-7　检查殆面预备间隙

殆面间隙检查的方法：

①咬合纸法：用四层咬合纸放在制备牙的殆面，在咬合状态下能顺利地抽出咬合纸，即符合要求。

②咬蜡片法：将两层红蜡片在酒精灯上烤软，放于制备牙的殆面，作正中咬合，冷却后取出，检查蜡片的厚度即可估计殆面间隙是否符合要求。

2. 颊、舌面磨除　用金刚砂车针将颊、舌面突出的部分磨去，使颊、舌面与长轴平行，将外形高点降至龈缘以消除倒凹。功能牙尖（下颌磨牙颊尖、上颌磨牙舌尖）的颌 1/3 区倾斜度较大，应磨成适当的斜面，一般与长轴相交成 45°，如图 1-3-8 所示。

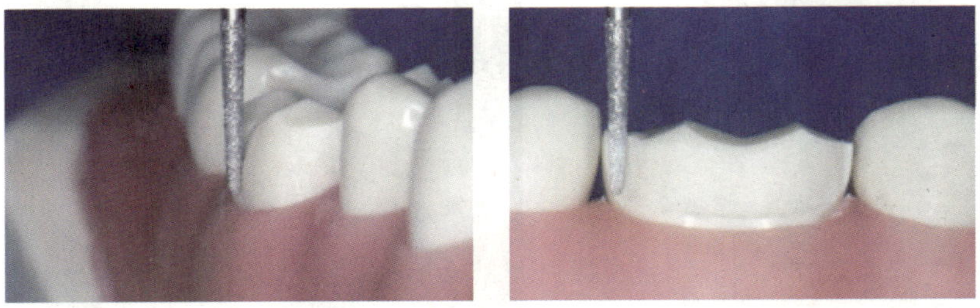

图 1-3-8　颊、舌面预备车针方向

要求：

（1）避免颊、舌面过分向殆聚拢，不要求整个颊面与舌面平行，只要求颊面龈 1/3 与舌面平行，可达到少磨牙与防止肩台形成的效果。

（2）除消除倒凹外，还应磨去功能牙外斜面一定量的牙体组织，否则将扩大修复牙的殆面面积与颊舌径的宽度，增加颊尖与舌尖间的距离。

3. 邻面磨除　由金刚砂车针在颌面的近远中边缘嵴内 1 mm 处，由殆缘向龈端切磨，将邻面突出的牙体组织磨去，使成一平面，与牙体长轴平行，近远中两片切面也应相互平行（图 1-3-9）。但为了便于蜡型制作及修复体的取戴，可稍向长轴聚合 2° ~ 5° 。两个基牙的邻面片切都应相互平行，以取得共同就位道。

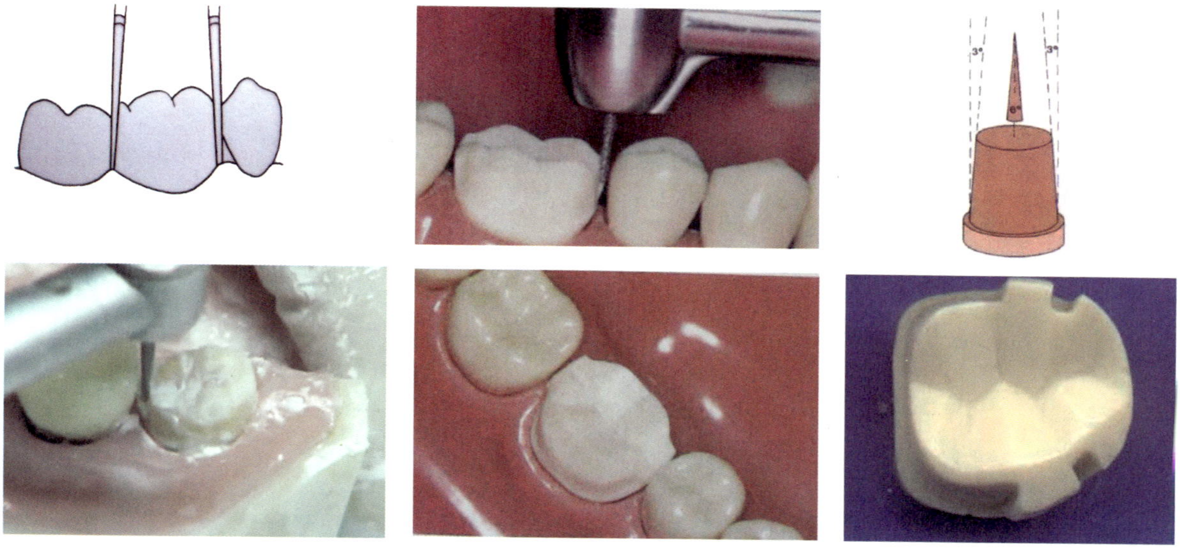

图 1-3-9　邻面预备车针方向

要求：

（1）支点要稳妥，用力要适当，保护颊、舌、龈软组织，防止发生意外。

（2）不损伤邻牙，切忌将车针放在两个牙间隙中切磨，车针可作颊舌向移动，但不能作近远中向移动。

（3）与邻牙完全分离，消除邻面倒凹，切忌形成肩台或倒凹。

4. 颈部肩台预备　以轴壁无倒凹为前提，通常宽为 0.5 ~ 0.8 mm，呈圆凹形带斜面的肩台形，如图 1-3-10 所示。

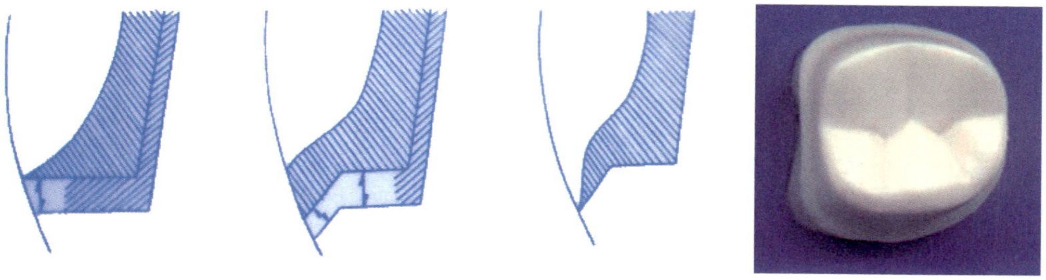

图 1-3-10　颈部肩台形态

5. 轴线角磨除　用金刚砂车针将轴线角磨圆钝，使颊舌面与近远中片切面相连，修整龈缘，使之清晰并消除轴面倒凹，如图 1-3-11 所示。

6. 精修完成。

（1）检查各预备面是否符合要求，如不符合，应予以修改。

（2）用粒度小的金刚砂车针将轴面角、边缘嵴处的残角磨圆钝。

（3）用磨光车针将预备后的牙面磨光滑。

完成效果如图 1-3-12、图 1-3-13 所示。

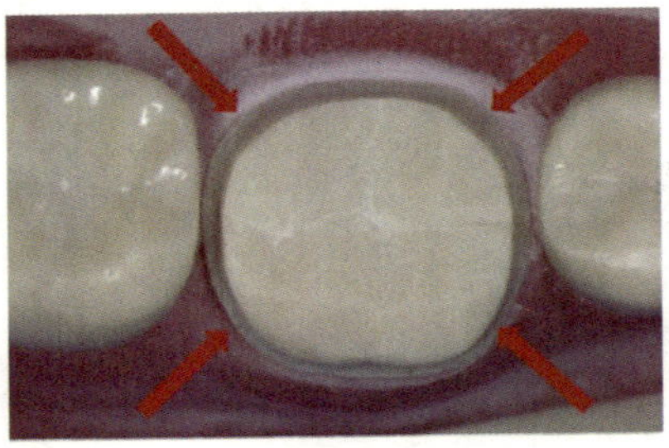

图 1-3-11　轴线角打磨圆钝

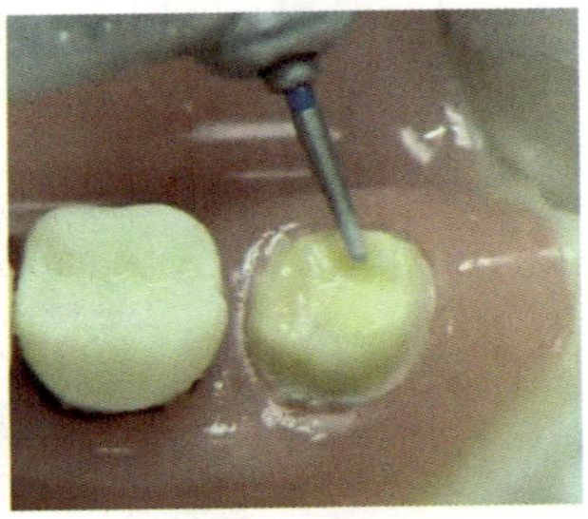

图 1-3-12　磨光预备后的牙面

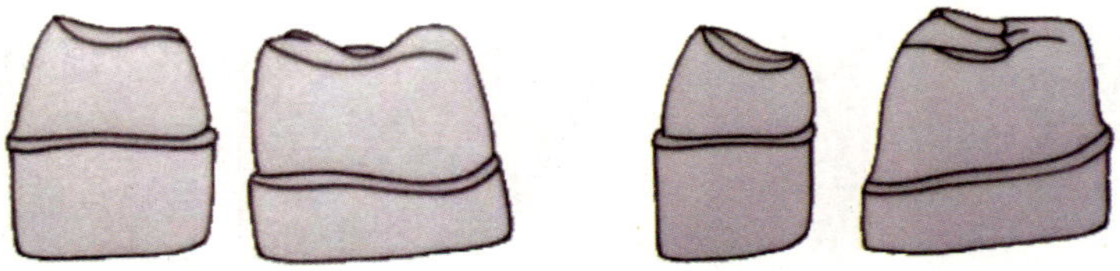

图 1-3-13　牙面磨光后的外形

▼ 注意事项

1. 牙体预备支点要稳妥，保护颊、舌、龈软组织，防止发生意外。
2. 邻面片切不损伤邻牙。
3. 𬌗面预备时，注意保留𬌗面原有的解剖形态。

▼ 实训评分

<table>
<tr><th colspan="3">评分内容</th><th>分值</th><th>得分</th><th>合计</th></tr>
<tr><td rowspan="10">评分标准
（操作过程）
（40 分）</td><td rowspan="3">体位、灯光</td><td>头模体位调节</td><td>3 分</td><td></td><td rowspan="10"></td></tr>
<tr><td>灯光调节</td><td>2 分</td><td></td></tr>
<tr><td>医师体位</td><td>5 分</td><td></td></tr>
<tr><td rowspan="4">器械应用</td><td>器械选择</td><td>8 分</td><td></td></tr>
<tr><td>器械握持</td><td>3 分</td><td></td></tr>
<tr><td>支点（右手，左手）</td><td>3 分</td><td></td></tr>
<tr><td>口镜应用（直视者相应扣分）</td><td>4 分</td><td></td></tr>
<tr><td rowspan="2">操作方式</td><td>进钻部位和预备顺序</td><td>7 分</td><td></td></tr>
<tr><td>钻针应用和钻磨方式</td><td>3 分</td><td></td></tr>
<tr><td colspan="2">交叉感染防控意识</td><td>2 分</td><td></td></tr>
</table>

续表

评分内容			分值	得分	合计
评分标准（操作结果）（55分）	骀面预备	骀面定深沟的预备	5分		
		牙体组织磨除量	5分		
	颊、舌面预备	牙体组织磨除量	10分		
		肩台位置及形态	10分		
	邻面预备	牙体组织磨除量	5分		
		肩台位置及形态	5分		
	精修	牙体组织磨除量	5分		
		肩台位置及形态	5分		
	邻牙和头模保护情况		5分		
模型整体评价（5分）			5分		

▼ 作业

1. 患者，男，60岁。右上后牙龋坏缺损3年，充填后反复脱落。查：17远中邻牙，大面积银汞充填，活髓，不松动，叩痛（-），牙龈退缩，临床冠长。拟行铸造金属全冠修复。全冠龈边缘的最佳位置是（　　）。

A. 龈缘以上　B. 平齐龈缘　C. 龈沟内0.5 mm

D. 龈沟内1 mm　E. 达龈沟底

2. 全冠修复时，龈边缘应达到的最基本要求是（　　）。

A. 位于龈上　B. 位于龈下　C. 平齐龈缘

D. 边缘密合　E. 选用凹性边缘

3. 铸造金属全冠牙体预备时，轴壁正常聚合角为（　　）。

A. 0°～2°　B. 2°～5°　C. 5°～10°

D. 10°～15°　E. 对聚合角度无要求

4. 下列关于全冠牙体预备的说法中，不正确的是（　　）。

A. 消除龋坏腐质　B. 多磨牙体易于制作修复体

C. 消除轴壁倒凹　D. 去除无基釉　E. 预防性扩展

5. 全冠邻面牙体预备应达到的要求是（　　）。

A. 消除患牙邻面的倒凹　B. 与邻牙完全分离　C. 形成协调的戴入道

D. 预备出全冠修复材料所需要的邻面间隙　E. 以上说法均正确

6. 全冠修复中一般不会对牙髓产生危害的是（　　）。

A. 牙体预备产热　B. 磨牙过多　C. 消毒药物

D. 取印模　E. 在口内直接制作自凝塑料暂冠

7. 下列关于全冠牙体预备要求的说法中，错误的是（　　）。

A. 两邻面应近于平行　B. 无倒凹，最大周径降至龈缘

C. 轴线角应清楚分明呈直角　D. 颌缘、轴角、轴面均应磨光

E. 龈缘线相连应一致

8. 导致全冠试戴时出现翘动的原因不包括（　　）。

A. 全冠组织面有金属瘤　B. 邻接触紧　C. 石膏代型磨损

D. 未完全就位　E. 预备体轴壁聚合度大

9. 不能作为铸造金属全冠适应证的是（　　）。

A. 后牙固定义齿的固位体　　B. 修复磨牙牙尖劈裂

C. 修复后牙残根　　D. 治疗磨牙颌面牙本质过敏

E. 恢复磨牙咬合

10. 以下边缘类型中密合度最差的是（　　）。

A. 刃状　　B. 90°肩台　　C. 90°肩台加斜面

D. 凹槽形　　E. 135°肩台

11. 金属全冠戴用 2 天后，咀嚼时修复牙出现咬合痛，检查有明显叩痛，其原因是（　　）。

A. 牙髓炎　　B. 牙周炎　　C. 咬合时有早接触

D. 牙龈炎　　E. 接触过松

12. 为防止游离酸对牙髓的刺激，年轻患者的恒牙（活髓牙）采用铸造全冠修复时，不能用的永久性黏固剂是（　　）。

A. 磷酸锌黏固剂　　B. 玻璃离子黏固剂　　C. 丁香油黏固剂

D. 羧酸玻璃离子黏固剂　　E. 聚羧酸锌黏固剂

13. 患者，男，55 岁。右上后牙进食时咬合痛 1 个月，无自发痛史。检查：17 牙冠完整，𬌗面中度磨耗，近中边缘嵴处可见隐裂纹，不松动，叩痛（-），咬棉卷不适，牙髓活力正常，X 线片未见异常。余留牙未见异常。该患者最佳治疗方案是（　　）。

A. 调𬌗，随诊观察　　B. 塑料全冠暂时修复

C. 铸造金属全冠修复　　D. 金属烤瓷全冠修复

E. 牙髓治疗后全冠修复

参考答案： 1. A；2. D；3. B；4. B；5. E；6. D；7. C；8. E；9. C；10. B；11. C；12. A；13. C

（谢宏新）

重点笔记

任务 1.4　上前牙烤瓷全冠牙体预备

实训目标

1. 掌握牙体预备的基本要求。
2. 掌握牙体预备的方法、步骤及车针的使用。
3. 熟悉预备牙体边缘形态、种类和位置。

▼ 实训内容

1. 参观金属烤瓷冠牙体预备标本。
2. 观看教师示教前牙牙体预备。
3. 在中切牙模型上，完成金属烤瓷冠牙体预备。

▼ 实训准备

仿真头模、工作模型、口腔检查器械（器械盘、口镜、镊子、牙科探针）、高速涡轮手机、涡轮钻针（马尼系列 TR-11、TR-13、TF-13、WR-3、FO-25），如图 1-4-1—图 1-4-5 所示。

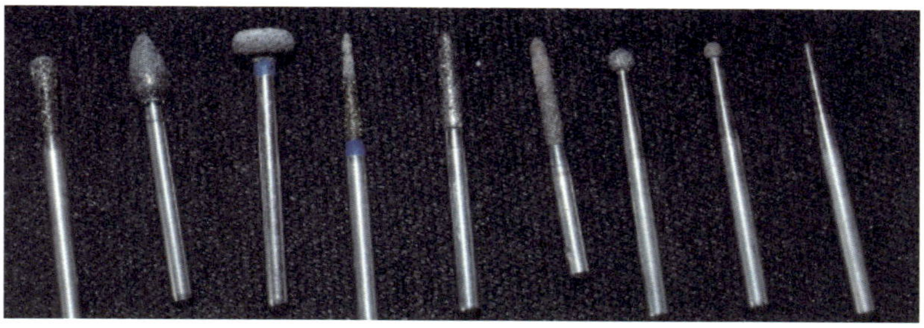

图 1-4-1　烤瓷冠牙体预备系列高速车针（1）

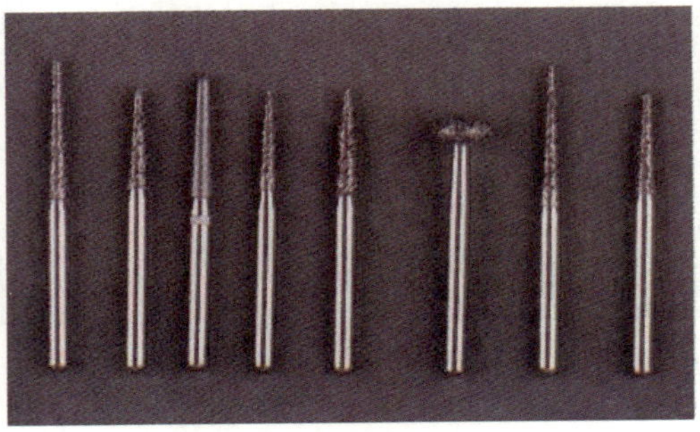

图 1-4-2　烤瓷冠牙体预备系列高速车针（2）

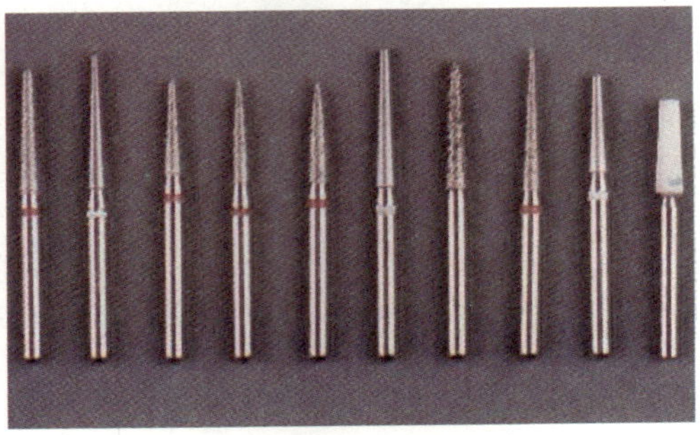

图 1-4-3　烤瓷冠牙体预备系列高速车针（3）

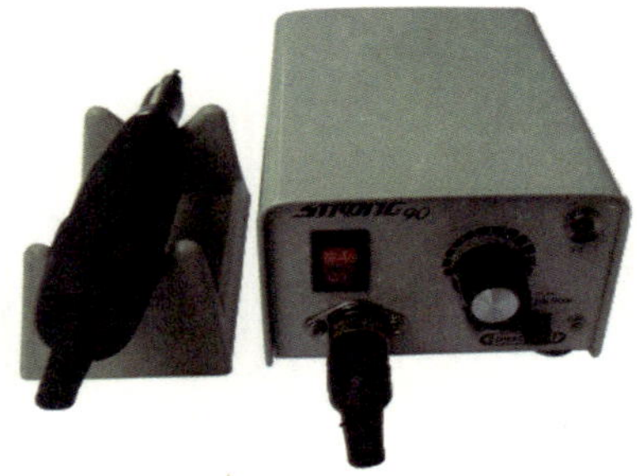

图 1-4-4　齿科打磨机（1）

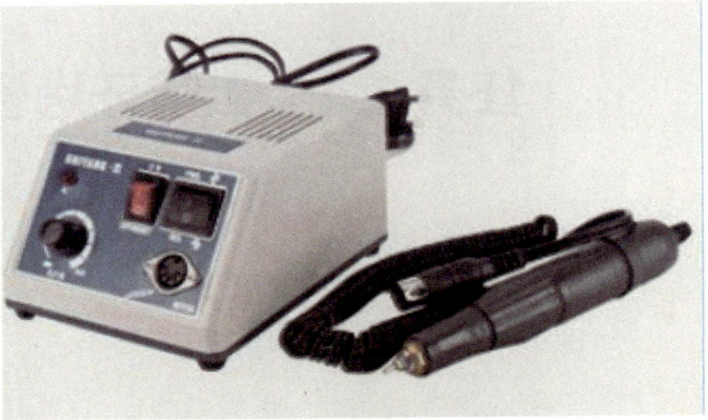

图 1-4-5　齿科打磨机（2）

▼ 方法和步骤

中切牙牙体预备：

1. 切缘的预备　在切缘与长轴成 45° 方向上，作 1.5 ~ 2 mm 深度的 3 条引导沟（一般为 1.8 mm）（图 1-4-6、图 1-4-7），按照指示沟均匀磨除 2 mm，形成与长轴成 45° 斜向舌侧的切斜面（图 1-4-8）。邻面留少许以防伤及邻牙。

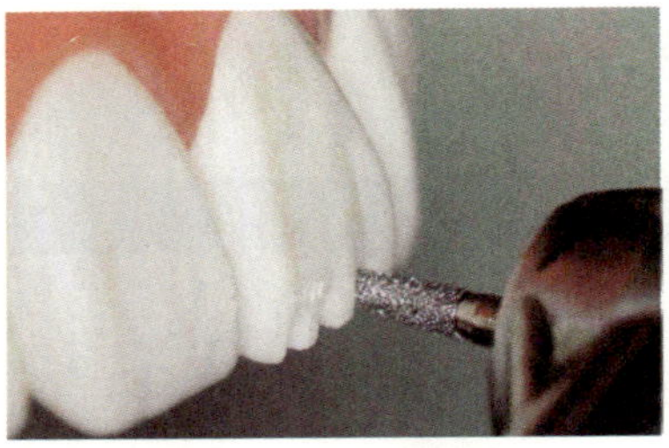

图 1-4-6　切缘引导沟

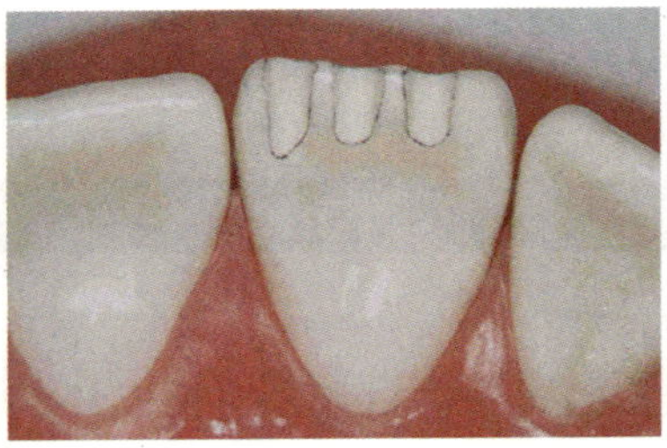

图 1-4-7　切缘引导沟（舌面观）

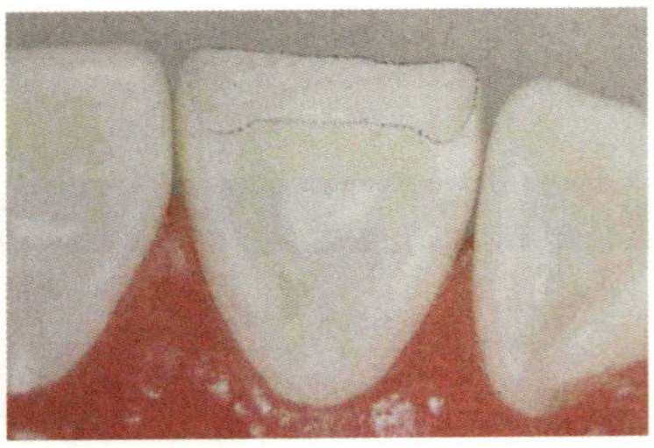

图 1-4-8　切斜面形态

2. 唇面的预备　分唇面切 1/2 和唇面颈 1/2 两个斜面。作 3 条 1.2 mm 的引导沟，按引导沟磨除唇面牙体组织，邻面留少许以防伤及邻牙（图 1-4-9—图 1-4-11）。唇面切 1/4 再形成（即牙冠切 1/3 部分向舌侧倾斜 10° ~ 15° ，以保证切端瓷层的厚度及透明度（图 1-4-12）。

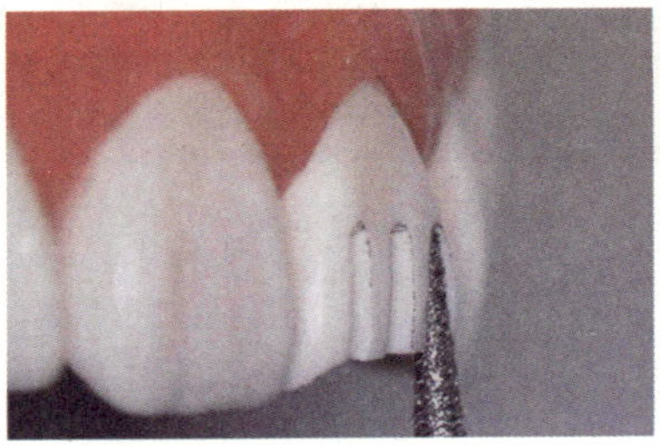

图 1-4-9　唇面切 1/2 的预备

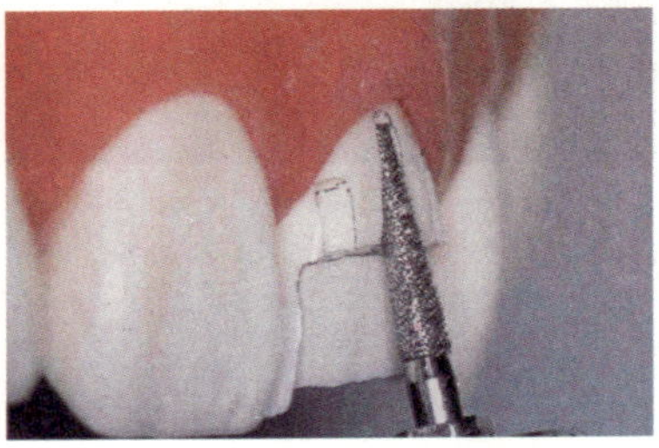

图 1-4-10　唇面颈 1/2 的预备

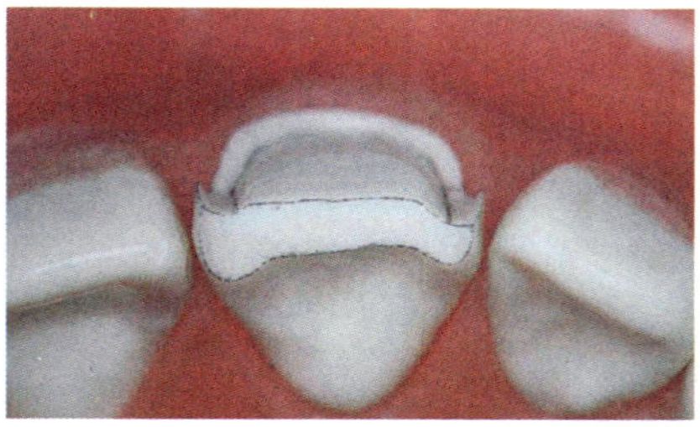

图 1-4-11 唇面预备完成

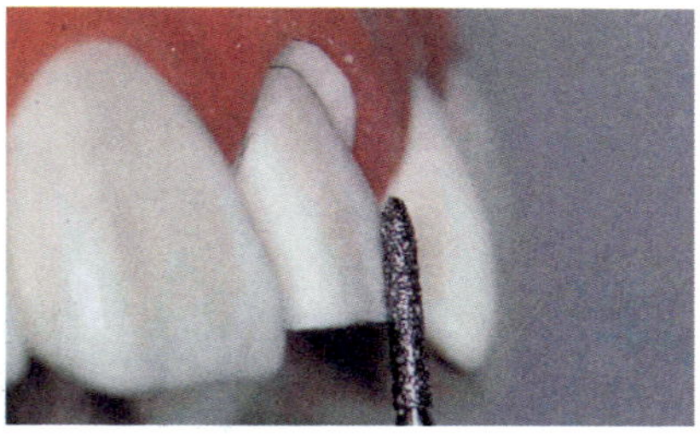

图 1-4-12 唇面切 1/4 再形成

3. 邻面预备 沿唇面向邻面移行，一侧邻面切割量通常为 1.8 ~ 2.0 mm（注意选择细锥形或细的圆柱形车针），转角圆钝，勿形成倒凹，形成 2° ~ 5° 的聚合度，如图 1-4-13、图 1-4-14 所示。

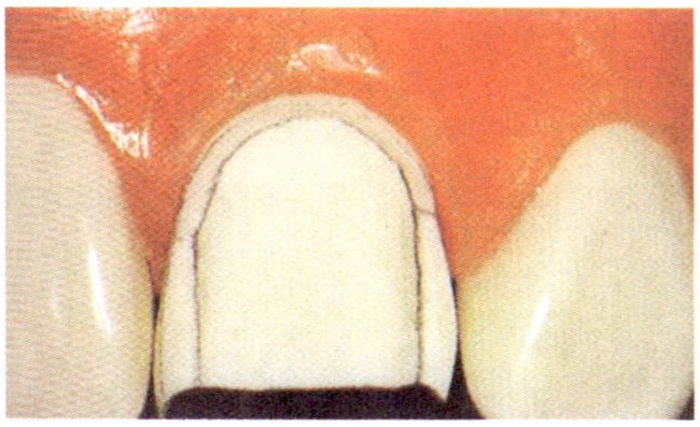

图 1-4-13 邻面预备

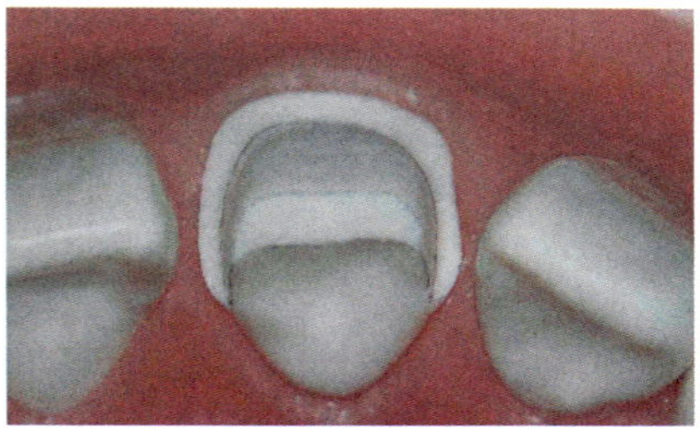

图 1-4-14 邻面预备完成

4. 舌侧边缘的形成 邻面舌 1/2 及舌侧颈部形成宽 0.5 mm 的浅凹形边缘，舌隆突以下形成轴面，方向与唇面龈 1/3 或牙体长轴平行，如图 1-4-15、图 1-4-16 所示。

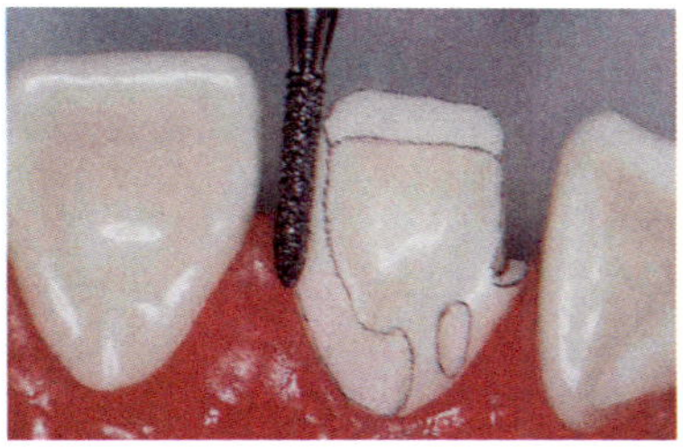

图 1-4-15 邻面舌 1/2 形成宽度 0.5 mm 的浅凹形边缘

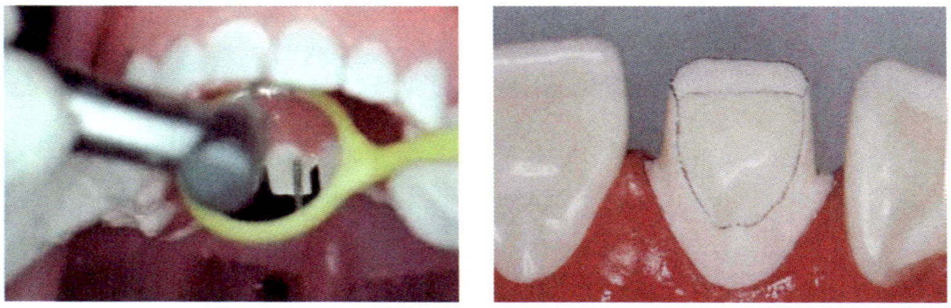

图 1-4-16 舌侧颈部形成宽度 0.5 mm 的浅凹形边缘

5. 舌面的形成 舌面磨除面为凹形，无瓷覆盖区窝磨除量 0.7 ~ 0.8 mm，舌面窝磨除应基本与原有外形一致，不应形成一个简单的斜面，如图 1-4-17 所示。

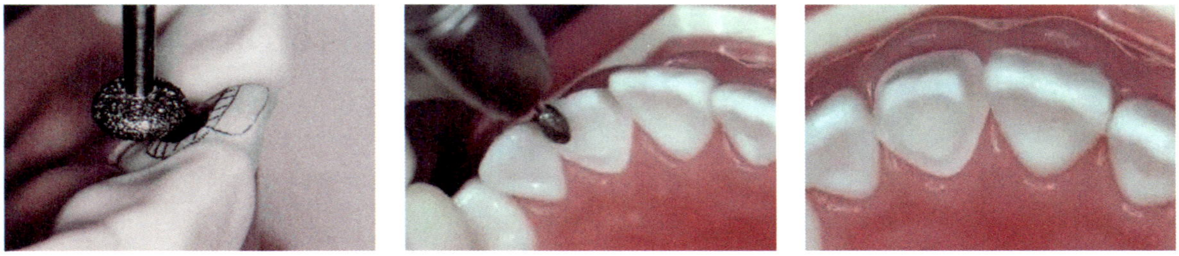

图 1-4-17 舌面窝磨除量 0.7 ~ 0.8 mm

6. 排龈、缩龈的处理 龈下肩台形成之前，用龈线将牙龈排开，如牙龈受损易致牙龈萎缩，如图 1-4-18—图 1-4-20 所示。

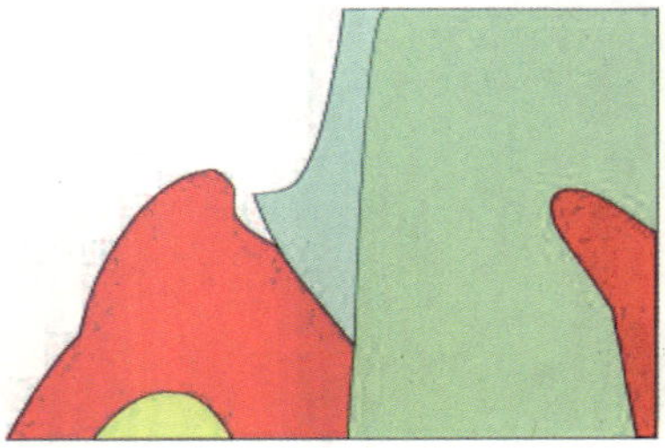
图 1-4-18　放置龈线前

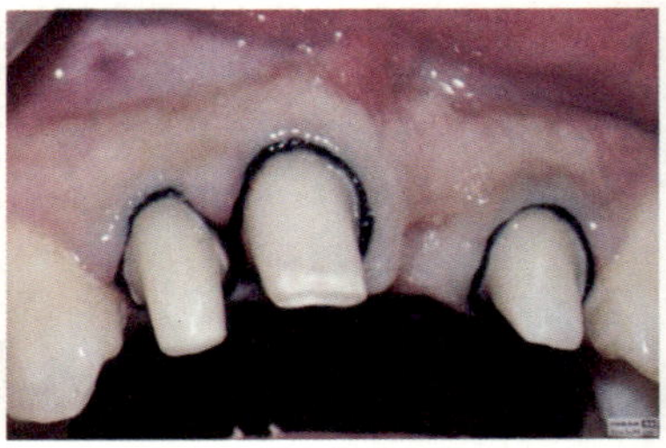
图 1-4-19　放置龈线中

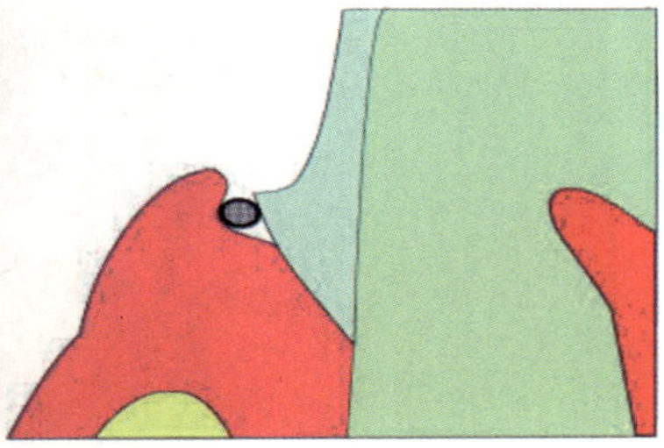
图 1-4-20　放置龈线后

7. 颈部肩台预备　在唇面及邻面唇 1/2，形成宽度 0.8 ~ 1.0 mm、边缘位于龈下 0.5 ~ 0.8 mm 位置的浅凹形肩台边缘，浅凹形肩台与轴面呈斜坡移行过渡，边缘适合性好，如图 1-4-21 所示。

8. 研磨精修　表面修整各个轴面及肩台，形成光滑连续的外形线，保持肩台清晰、连续、光滑，准备取模，如图 1-4-22 所示。

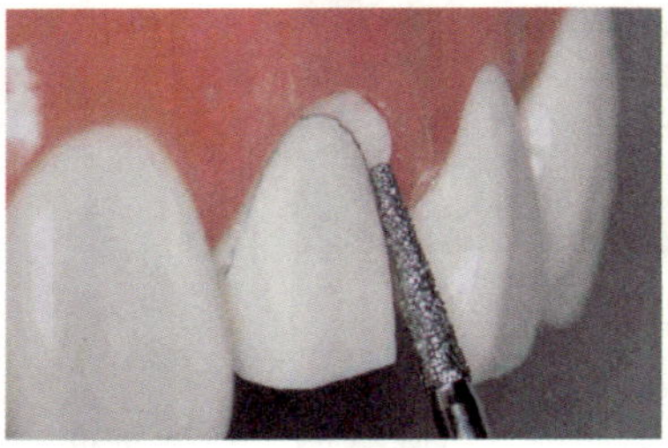
图 1-4-21　颈部肩台预备

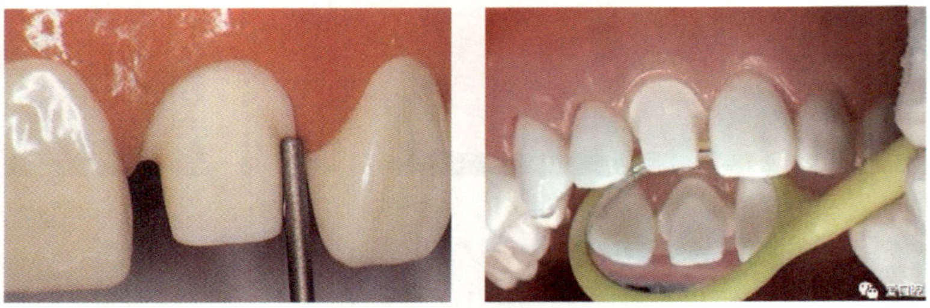
图 1-4-22　牙面精修

▼ 注意事项

1. 调整好患者和医师的体位，正确使用器械，尽可能有稳定的支点。

2. 临床上，应摄片了解髓腔情况，充分麻醉，水雾冷却，间断磨除，防止穿髓和损伤牙龈。

3. 前牙舌隆突以下应为一短的轴面，后牙颌面不能磨成平面，尽量保持圆缓的原有沟嵴形态。

4. 牙体预备后，表面应光滑圆钝，无任何尖锐、棱角。

5. 操作过程中的要求

（1）头模体位：调节至上颌牙列秴平面与水平面垂直，仿真头模高度与医师肘部平齐。

（2）灯光调节：光斑对准操作牙位唇面或用口镜将光线反射到操作牙位舌侧。

（3）术者体位：背直；头正位；两腿分开，大腿和前臂与地面平行，上臂自然下垂。

（4）器械选择：高速手机，不同部位的预备选择不同型号的金刚砂车针。

（5）器械握持：左手持口镜；右手机头、探针等操作器械使用握笔式，有支点。

（6）预备顺序：切端预备——唇面预备——邻面预备——舌面预备——精修。

（7）车针应用和钻磨方式：在手机上放置好车针，无车针松脱，预备时注意间歇，冷却。

（8）邻牙和头模保护情况：无损伤。

（9）交叉感染防控意识：盘中物品放置，牙科椅按钮、把手等。

▼ 实训评分

评分内容			分值	得分	合计
评分标准（操作过程）（40分）	体位、灯光	仿真头模体位调节位置	3分		
		灯光调节	2分		
		术者体位	5分		
	器械应用	器械选择	8分		
		器械握持	3分		
		支点（右手，左手）	3分		
		口镜应用（直视者相应扣分）	4分		
	操作方式	进钻部位和预备顺序	7分		
		钻针应用和钻磨方式	3分		
	交叉感染防控意识		2分		
评分标准（操作结果）（50分）	切端预备	定深沟的预备	5分		
		牙体组织磨除量	5分		
	唇面预备	牙体组织磨除量	5分		
		肩台位置及形态	5分		
	邻面预备	牙体组织磨除量	5分		
		肩台位置及形态	5分		
	舌面预备	牙体组织磨除量	5分		
		肩台位置及形态	5分		
	精修	轴面及肩台	5分		
	邻牙和头模保护情况		5分		
模型扫描评价（10分）			10分		

▼ 作业

1. 前牙全冠作龈下边缘的主要优点是（　　）。

A. 龈沟内是免疫区　　B. 边缘密合性好　　C. 易于检查边缘密合情况

D. 美观　　E. 不容易产生菌斑附着

2. 某患者金属烤瓷冠就位后色泽、形态与各牙协调，颈缘达到设计要求，颈部探针可探入，邻接处牙线勉强通过，正中颌时切端位于烤瓷区，此冠（　　）。

A. 合格　　B. 邻接过紧　　C. 邻接过松

D. 边缘不密合　　E. 金瓷结合区设计不当

3. 患者，女，27岁。右上中切牙金合金烤瓷冠修复2个月，牙龈出血、胀痛不适。唇侧龈缘红肿，探诊出血，唇侧颈缘位于龈沟内1.5 mm。引起牙龈胀痛最可能的原因是（　　）。

A. 冠边缘过深　　B. 食物刺激牙龈　　C. 口腔卫生状况差

D. 戴冠时损伤了牙龈　　E. 黏固剂残留在龈沟内

4. 下列关于金瓷结合机制的描述，错误的是（　　）。

A. 金属基底表面氧化膜与瓷之间为化学结合

B. 压应力结合是金瓷结合力的最主要组成部分

C. 基底冠表面经过喷砂粗化后能够显著增加机械结合力

D. 机械结合力不是最主要的金瓷结合力

E. 范德华力在金瓷结合力中所占比例最小

5. 金瓷结合的主要机制是（　　）。

A. 化学结合　　B. 压缩结合　　C. 范德华力

D. 机械结合　　E. 氢键结合

6. 龈下边缘不适用于（　　）。

A. 金瓷冠的唇侧边缘　　B. 牙冠短者　　C. 缺损至龈下

D. 牙体较小者　　E. 龈沟浅者

7. 以下情况适宜做全瓷覆盖的是（　　）

A. 深覆𬌗，覆盖小　　B. 覆𬌗、覆盖正常　　C. 𬌗力较大的前牙

D. 固定桥的固位体　　E. 以上都不对

8. 牙体缺损修复时，有关牙体预备保护牙髓的说法错误的是（　　）。

A. 用高速切割器械做牙体预备时，应有水雾冷却

B. 局麻下操作时应注意保护牙髓　　C. 牙体预备可分次完成

D. 牙体预备后，避免用刺激性药物　　E. 活髓牙牙体预备后应做临时冠

9. 金属烤瓷全冠的合金热膨胀系数（$\alpha_{金}$）与瓷的热膨胀系数（$\alpha_{瓷}$）的关系是（　　）。

A. $\alpha_{金} > \alpha_{瓷}$　　B. $\alpha_{金} < \alpha_{瓷}$　　C. $\alpha_{金} = \alpha_{瓷}$

D. A 与 C 都对　　E. B 与 C 都对

10. 以下关于牙体预备中牙髓保护的说法错误的是（　　）。

A. 牙体预备分次完成　　B. 轻压磨切　　C. 尽量少磨牙

D. 预备时，间歇、短时磨切　　E. 水雾冷却

参考答案： 1. D；2. D；3. A；4. A；5. A；6. E；7. B；8. C；9. A；10. A

（谢宏新）

重点笔记

任务 1.5　弯制间隙卡环

实训目标

1. 熟悉弯制间隙卡环的各种器械，初步掌握它们的使用方法。
2. 掌握间隙卡环的弯制方法。

▼ 实训内容

在工作模型上按设计标志线，弯制𬌗支托和卡环，如图 1-5-1、图 1-5-2 所示。

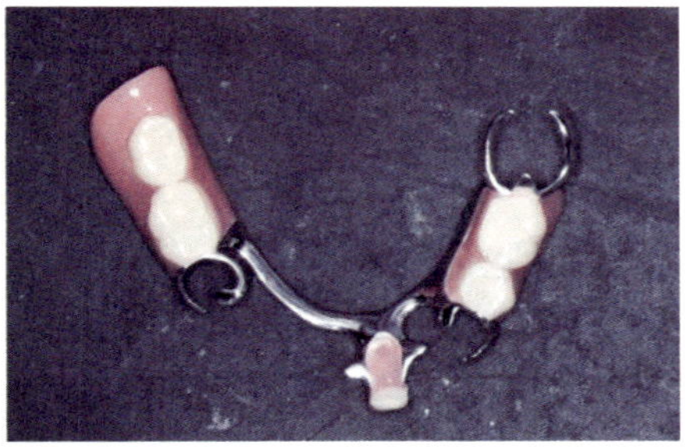

图 1-5-1　可摘局部义齿上的卡环

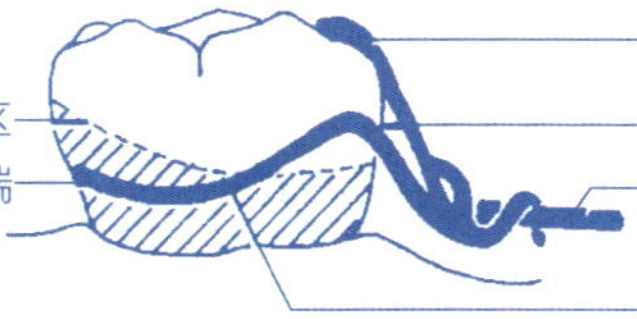

图 1-5-2　卡环的结构与组成

▼ 实训准备

1|1 缺失的教学石膏模型一副、弯丝钳、大弯钳、三喙钳、平钳、钢丝切断钳、酒精灯、蜡匙、锡焊器材、蜡刀、0.8 mm 不锈钢丝、红蜡片、扁蜡线、有色铅笔等。

▼ 方法和步骤

1. 弯制卡环的要求。

（1）训练目测能力，准确估计卡环各部位的大小、形态、长短和走向。

（2）做记号要准确，钳夹位置要合适，使其转弯恰到好处。

（3）勤比试、早调整、循序渐进。

（4）时刻注意咬合，勿使𬌗支托、卡环体过高。

2. 4 | 4 间隙卡环的弯制。

（1）弯制卡环臂：先目测基牙的大小，做到心中有数。以右手握弯丝钳，夹紧钢丝的一端，左手执钢丝，中指、无名指和小指夹住钢丝，示指作支点顶在钳喙上，拇指压住钢丝，两手同时旋转向外用力，迫使钢丝在外力作用下形成弧形，如图 1-5-3 所示。然后将其放在模型上比试、调整，使弧形和卡环线一致，钢丝和基牙贴合。在卡环臂与卡环体交接处用三喙钳或弯丝钳稍作弯曲，使臂进入颊外展隙，如图 1-5-4 所示。

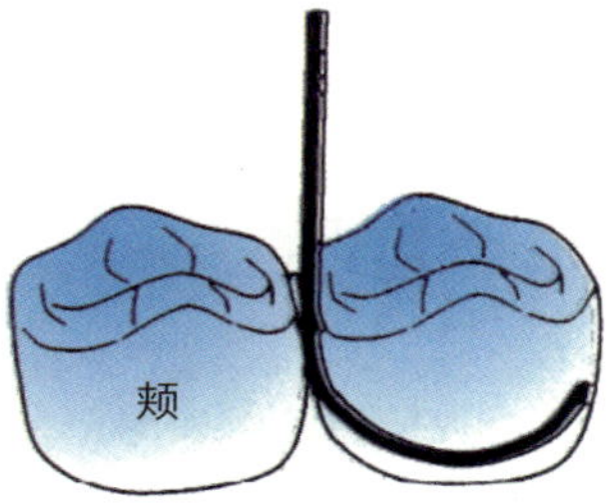

图 1-5-3　弯制卡环臂

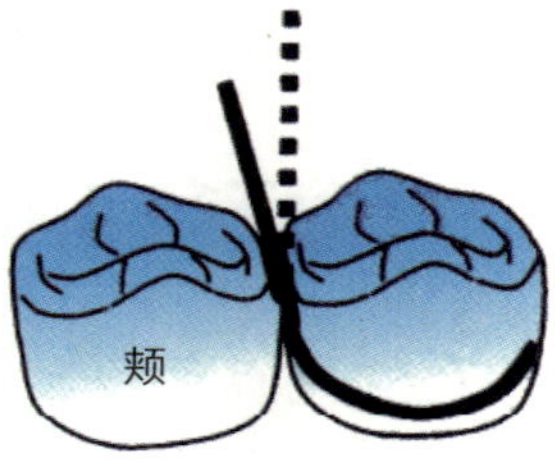

图 1-5-4　卡环臂与卡环体交接处稍作弯曲

（2）弯制卡环体：在钢丝位于颊侧边缘嵴处，用铅笔作记号，先用弯丝钳夹住记号的稍上方，使之与卡环间隙的方向一致，然后左手向下压钢丝使弧面约成 90° 弯曲，经比试调整，使卡环与模型间隙完全贴合，如图 1-5-5 所示。

（3）弯制连接体：为了加强塑料基托，间隙卡环的连接体做得较长，起加强丝的作用。在卡环体舌侧边缘处作记号，将钢丝向下作略小于 90° 的转弯，目测转弯处到舌侧龈乳突的距离，将钢丝向上翘起，放在模型上比试，调整钢丝方向，沿连接体的走向逐渐向前延伸直至进入 1 | 缺牙间隙，并与组织面形态大体一致，与组织面间保持约 0.5 mm 的距离，连接体的走向应与基托的易折线垂直，如图 1-5-6 所示。

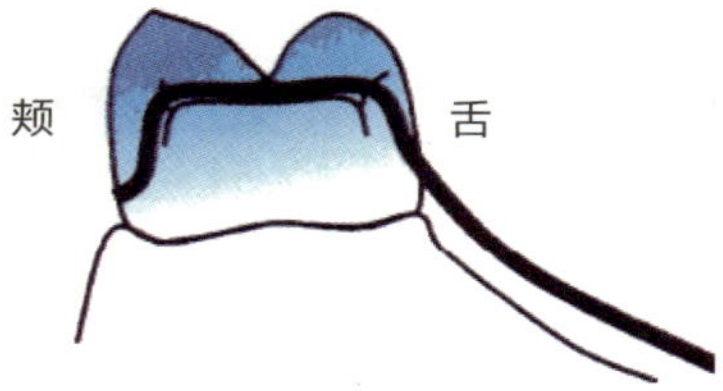

图 1-5-5　弯制卡环体

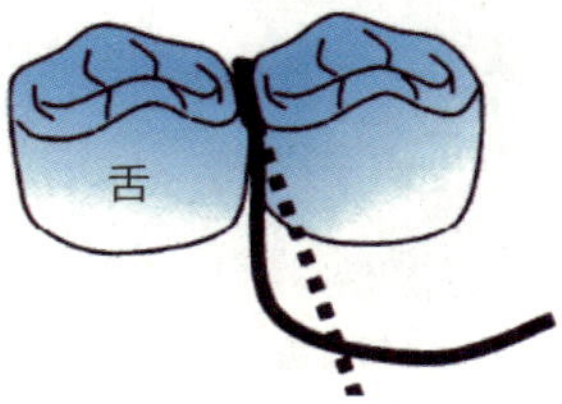

图 1-5-6　弯制连接体

（4）4 | 间隙卡的弯制：方法同 | 4。间隙卡弯制完成后，使末端与 | 4 间隙卡连接体部分重叠，起到加强的作用。

（5）间隙卡的固定： 1 | 1 缺失，基牙为 4 | 4，设计可摘局部义齿所需的卡环及连接体制备完成后，要将支架放回模型，用蜡把卡环臂端固定于模型上，防止制作义齿蜡型及装盒充填过程中移动位置。

▼ 注意事项

1. 不得损伤模型，以免义齿完成后卡环摘戴困难。

2. 支架的各部分应放在模型的正确位置上，卡环体、卡环臂、殆支托应与基牙密贴。

（1）卡环体位置：应低于殆面至少1 mm，并与对殆牙保持一定距离，与基牙密合或稍离开0.5 mm，以利于就位。

（2）卡环臂位置：必须置于倒凹区，并与基牙贴合，离开龈缘1 mm, 尖端切勿过短。

（3）小连接体：不能过高或过低，一般离开牙龈组织0.5 ~ 1 mm，转角应成钝角，切不可进入基牙倒凹区。

3. 应尽量选用对卡环丝损伤小的器械，减少钳夹伤痕。

4. 争取一次弯成，避免反复多次弯曲，以减少材料的内应力和疲劳，而导致卡环折断。

▼ 实训评分

评分内容		分值	得分	合计
评分标准（100分）	模型损伤情况	20分		
	卡环体位置：应低于殆面至少1 mm	20分		
	卡环臂位置：必须置于倒凹区，并与基牙贴合	15分		
	小连接体：离开牙龈组织0.5 ~ 1 mm，转角应成钝角，不可进入基牙倒凹区	15分		
	卡环丝因器械导致的损伤小，卡环臂无钳夹伤痕	30分		

▼ 作业

1. 制作卡环的材料必须具备的条件是（　　）。
   A. 有足够的强度，不易变形、折断
   B. 有足够的强度，有一定的弹性
   C. 有足够的强度，耐腐蚀，易焊接
   D. 有一定的弹性，耐腐蚀，易焊接
   E. 有足够的强度，有一定的弹性，耐腐蚀，易焊接

2. 卡环臂尖的作用是（　　）。
   A. 防止义齿龈向脱位
   B. 防止义齿后向脱位
   C. 防止义齿前向脱位
   D. 防止义齿殆向脱位
   E. 防止义齿侧向脱位

3. 下列有关卡环固位的表述，正确的是（　　）。
   A. 卡环臂位于基牙轴面倒凹区，起固位作用
   B. 卡环臂位于基牙轴面非倒凹区，起固位作用
   C. 卡环臂尖位于基牙轴面倒凹区，起固位作用
   D. 卡环臂尖位于基牙轴面非倒凹区，起固位作用
   E. 卡环臂起始部位于基牙轴面倒凹区，起固位作用

4. 可摘局部义齿中有传导力作用的部件不包括（　　）。
   A. 人工牙
   B. 基托
   C. 大、小连接体
   D. 卡环体
   E. 卡环臂尖

5. 以下表述错误的是（　　）。
A. 联合卡环有防止食物嵌塞的作用
B. 延伸卡环臂至邻近缺隙的基牙上，位于倒凹区，起固位作用
C. RPI 卡环可减少基牙扭力
D. 孤立磨牙上的圈形卡环的卡环臂尖向近中　　E. 对半卡环有两个颌支托
6. 不会造成局部义齿摘戴困难的是（　　）。
A. 基托进入组织倒凹　　B. 卡环臂过紧　　C. 就位方向不对
D. 卡环臂尖进入倒凹过深 E. 基托与黏膜组织不贴合
7. 义齿初戴时要检查的项目不包括（　　）。
A. 基牙有无松动、龋坏　　B. 卡环与（颌）支托就位、密合
C. 基托与黏膜密合，边缘伸展适度，无翘动、压痛
D. 就位是否顺利　　E. 咬合接触是否均匀
8. 可摘局部义齿修复适用于（　　）。
A. 因手术造成的牙列缺损　　B. 游离端缺失
C. 牙槽嵴低平者　　D. 拔牙创未愈合　　E. 以上都对
9. 患者，女，50 岁，876 | 78 缺失。为了控制义齿游离鞍基的稳定，以下措施中错误的是（　　）。
A. 扩大鞍基面积　　B. 双侧联合设计　　C. 设计间接固位体
D. 选用牙尖斜度大的人工牙　　E. 设计减小基牙扭力的卡环
10. 下列关于可摘局部义齿固位力调节的说法，不正确的是（　　）。
A. 用锻丝卡增加纵向固位力　　B. 调整就位道
C. 调整固位臂进入倒凹的深度
D. 增加直接固位体数日，一般 2 ~ 4 个
E. 调整基牙上固位体的固位形，倒凹深度小于 1 mm，坡度大于 20°

参考答案： 1. E；2. D；3. C；4. E；5. B；6. E；7. A；8. E；9. D；10. A

（谢宏新）

重点笔记

任务 1.6　全口义齿制作（一）——制作基托、𬌗堤

实训目标

1. 熟悉蜡𬌗堤的作用与要求。
2. 掌握基托制作要求及制作方法。
3. 掌握蜡𬌗堤的制作方法。

实训内容

在上、下无牙颌模型上制作蜡（或塑料）基托及蜡𬌗堤，如图 1-6-1、图 1-6-2 所示。

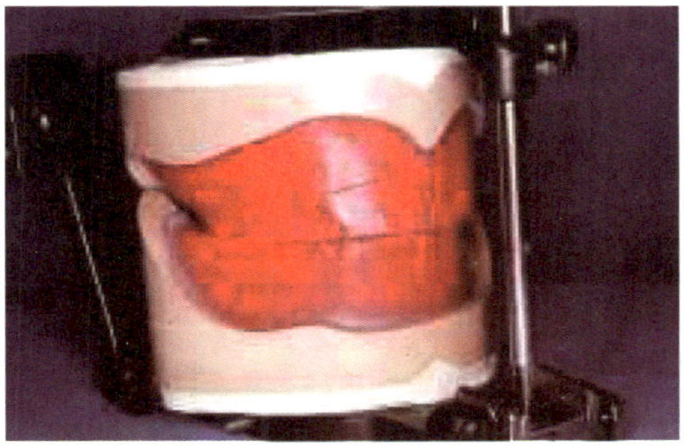

图 1-6-1　制作完成的蜡基托及蜡𬌗堤

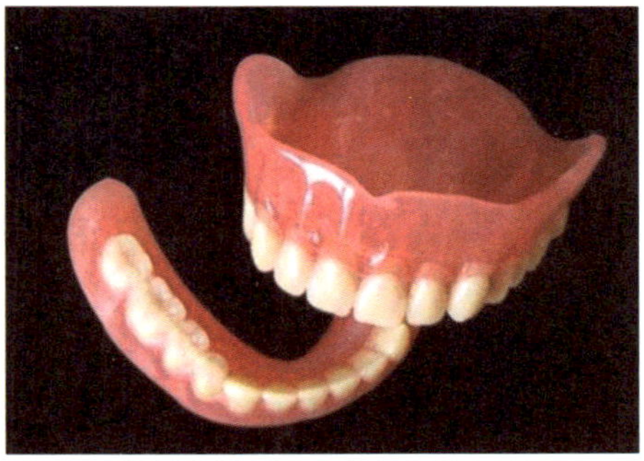

图 1-6-2　制作完成的全口义齿

实训准备

仿真头模，上、下无牙颌模型一副，红蜡片、蜡条，酒精灯，烤蜡箱，金属丝，蜡刀，雕刀，蜡匙，小毛巾等。

方法和步骤

1. 确定基托范围　在已翻制好的标准上、下无牙颌模型上，用红笔画出基托伸展范围。

制作要求：

①上颌前弓区、后弓区要适当伸展，包过上颌结节，并充分伸展至颊间隙内。唇、颊系带要让开，后缘以两侧翼上颌切迹、腭小凹连线后约 2 mm 处为基准，如图 1-6-3 所示。

②下颌前弓区、颊翼缘区要适当伸展，舌翼缘区基托伸展要适度，以不妨碍舌及口底软组织的功能活动为宜。唇、颊、舌系带要让开，形成与之相应的切迹。后界至少盖过磨牙后垫前 1/3 或 1/2，如图 1-6-4 所示。

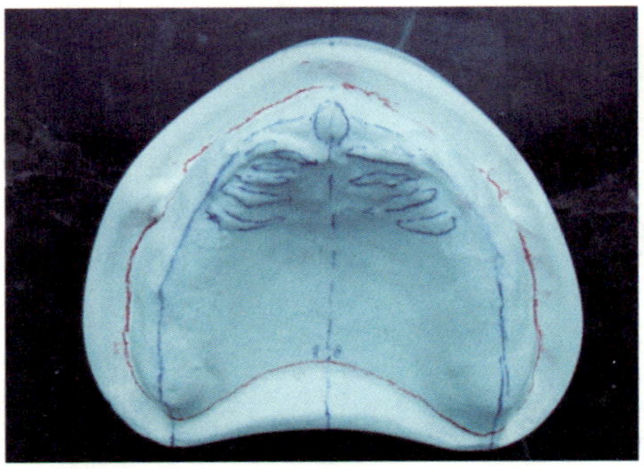

图 1-6-3　上颌基托伸展范围

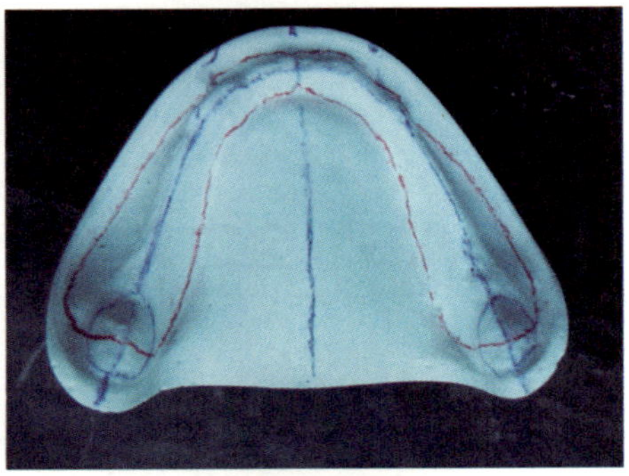

图 1-6-4　下颌基托伸展范围

2. 制作后堤区。

（1）制作要求：在上颌模型后堤区上作一条凹陷的后堤沟。后堤沟各段宽窄、深浅不同，在腭中缝及两侧翼上颌切迹区浅而窄，从腭中缝区向两侧及从翼颌切迹向中逐渐加宽、加深。

（2）制作方法：从腭小凹后约 2 mm 到两侧翼上颌切迹，用铅笔画一线，作为后堤区的后界。然后用蜡刀沿后缘线刻入模型，刻入深度为腭中缝两侧区 2 mm 左右，翼上颌切迹区 1 mm 左右，腭中缝区 0.5 mm 左右，然后按不同部位、不同的宽度（腭中缝处 1 ~ 1.5 mm，两侧翼上颌切迹处宽约 1 mm，在两处之间的区域宽 4 ~ 5 mm），以后界为最深处，向前逐渐变浅，刻成斜坡状。

3. 制作基托（蜡或塑料）。

（1）制作要求：

①基托必须与模型完全贴合，表面光滑平整，厚度为 1.5 ~ 2 mm。

②边缘长短要求与将来完成的义齿基托相同，边缘区形态应圆滑而略厚。

③蜡基托容易变形，应埋入加强金属丝。上颌加强金属丝横跨腭中缝，位于第一磨牙间；下颌位于牙弓舌侧，止于双侧第二磨牙。

（2）制作蜡基托方法：

①画好基托线，制备好上颌后堤区后，将上、下无牙颌模型放入水中，浸透后取出，用小毛巾吸去浮水，如图 1-6-5、图 1-6-6 所示。

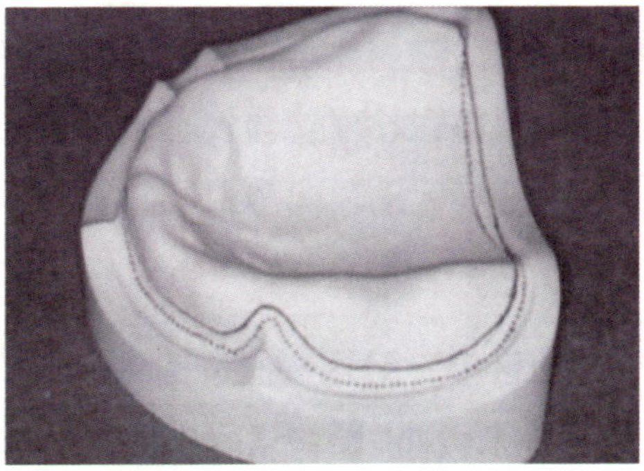

图 1-6-5　实线为上颌蜡基托范围

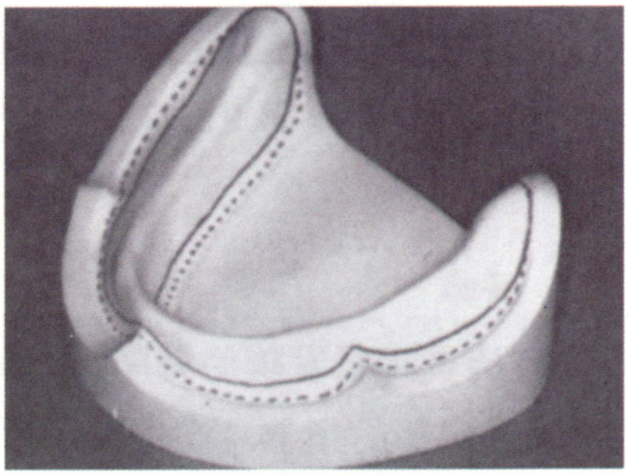

图 1-6-6　虚线为下颌蜡基托范围

②将烤软的红蜡片放在模型上，轻压使之与模型完全贴合，上颌应从腭侧开始，下颌应从舌侧开始，压向唇、颊侧，如图 1-6-7—图 1-6-10 所示。

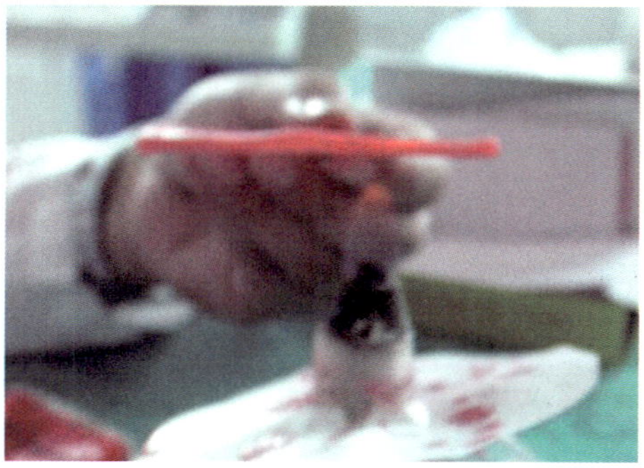

图 1-6-7　烤软红蜡片

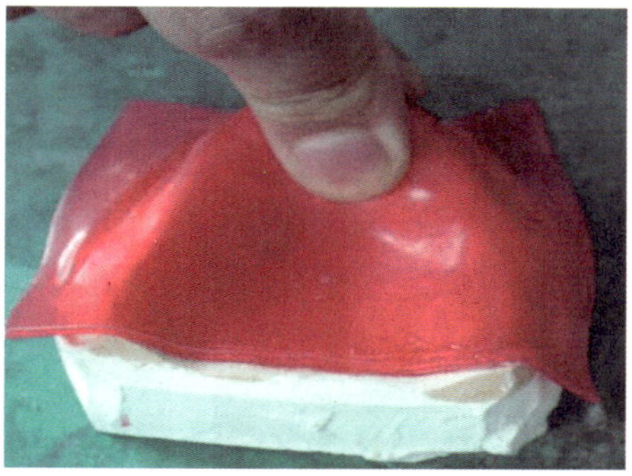

图 1-6-8　将烤软的红蜡片压入石膏模型上

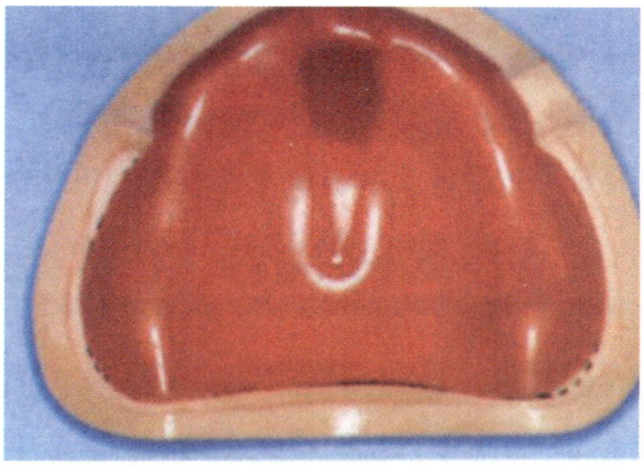

图 1-6-9　修整后的上颌蜡基托

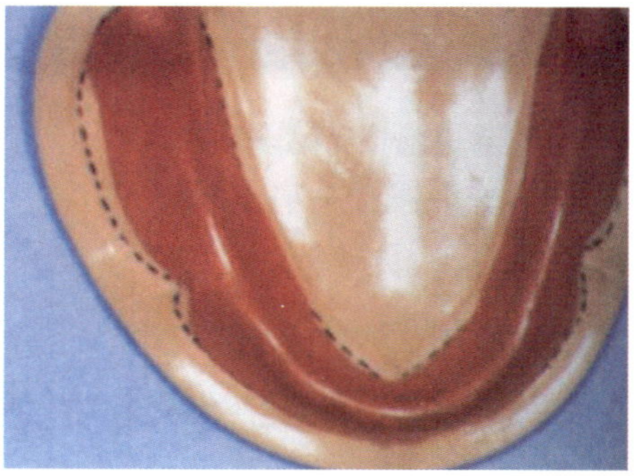

图 1-6-10　修整后的下颌蜡基托

③用蜡刀或剪刀沿基托线修去多余部分，用蜡匙烫光边缘。

④取金属丝用平头钳弯制加强丝，上颌加强丝横跨腭中部，两末端超出牙槽嵴顶。下颌放在牙槽嵴的舌侧。

⑤将弯好的金属加强丝烘热后按上述要求压入蜡基托内，喷光蜡基托表面，如图 1-6-11、图 1-6-12 所示。

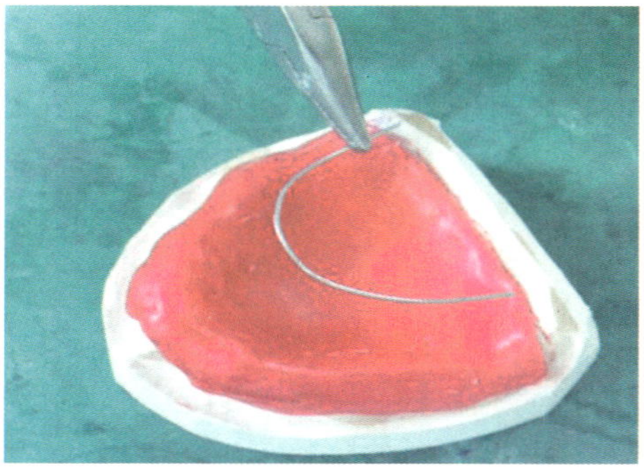

图 1-6-11　弯制金属加强丝

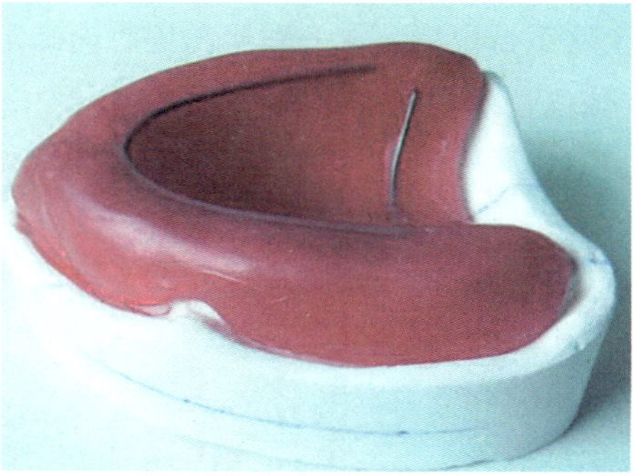

图 1-6-12　金属加强丝压入蜡基托内

4. 制作恒基托或暂基托（自凝塑料）　将工作模型涂上分离剂，调拌适量自凝塑料，放置在模型上，厚 1.5 ~ 2 mm，牙槽嵴顶略薄，边缘与唇、颊、舌沟一致，塑料凝固后，取出磨光，如图 1-6-13—图 1-6-17 所示。

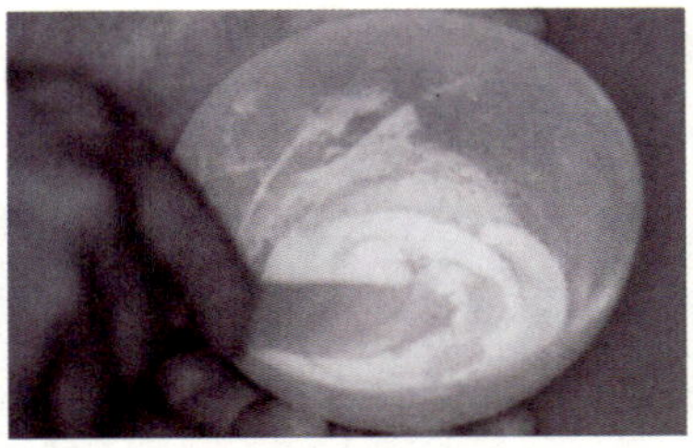

图 1-6-13　调拌适量的自凝塑料

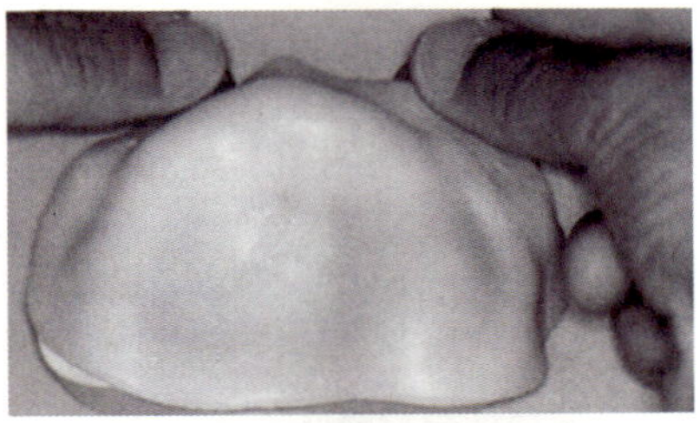

图 1-6-14　自凝塑料片放置在模型上

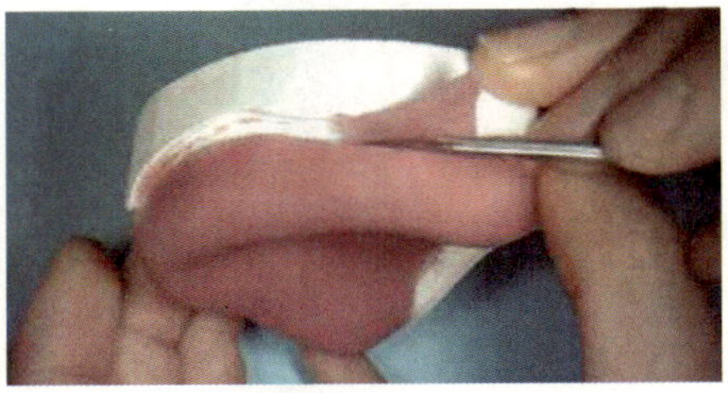

图 1-6-15　修整边缘多余的自凝塑料

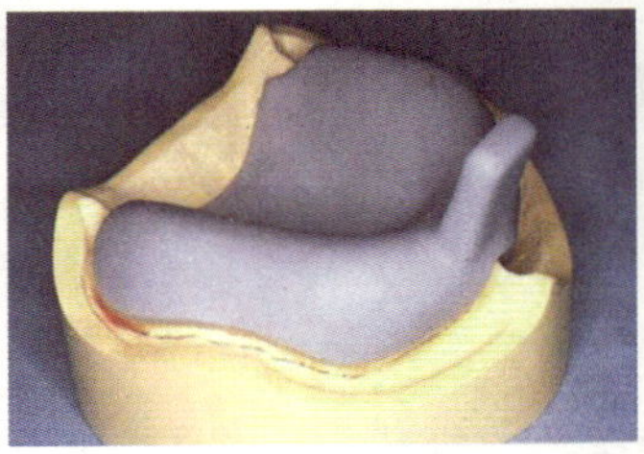

图 1-6-16　上颌暂基托

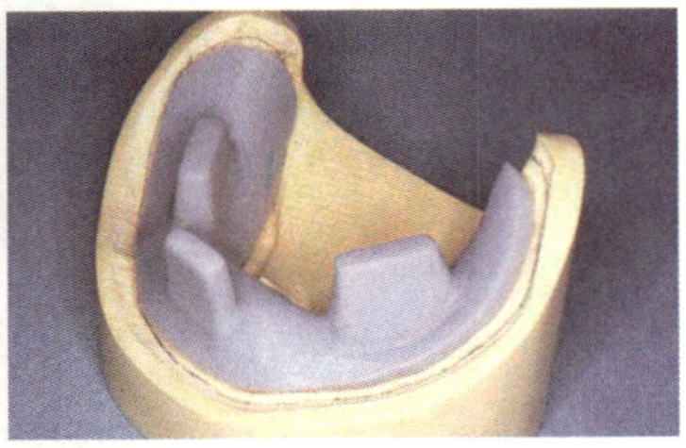

图 1-6-17　下颌暂基托

5. 制作蜡𬌗堤。

（1）制作要求：

①宽度约 8 mm，前部略窄；高度为前部 7 ～ 8 mm、后部 5 ～ 6 mm，亦可根据颌间距离及牙槽嵴宽度适当增减。

②位置应在牙槽嵴顶，与牙槽嵴形状一致，牢固黏着于蜡基托上，表面应平整光滑。

③长度为上颌至上颌结节区，下颌应在磨牙后垫之前。

④上、下颌𬌗堤形状应相互协调，在咬合时应均匀、广泛接触，上、下颌堤高度大致相等。

（2）制作方法：从烤蜡箱中取出烤软的蜡条，根据牙槽嵴形态弯成马蹄形，并置于上颌基托上，用蜡匙将蜡𬌗堤与基托粘牢，如图 1-6-18 所示。

（3）确定𬌗堤平面：

①将带𬌗托（蜡基托和蜡𬌗堤）的上颌模型固定于仿真头模上。

②用𬌗平面导板确定𬌗堤平面，前面与瞳孔连线平行，上唇下缘以下露出约 2 mm，侧面与鼻翼耳屏线平行。

③根据上唇系带位置，在上颌蜡𬌗堤唇面确定并画出中线与口角线，如图 1-6-19 所示。

（4）下颌蜡𬌗堤：亦可在确定记录颌位关系的同时制作，如图 1-6-20 所示。

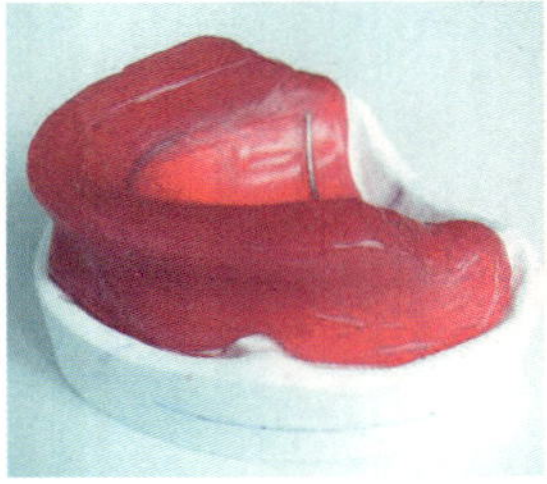

图 1-6-18　上颌蜡𬌗堤

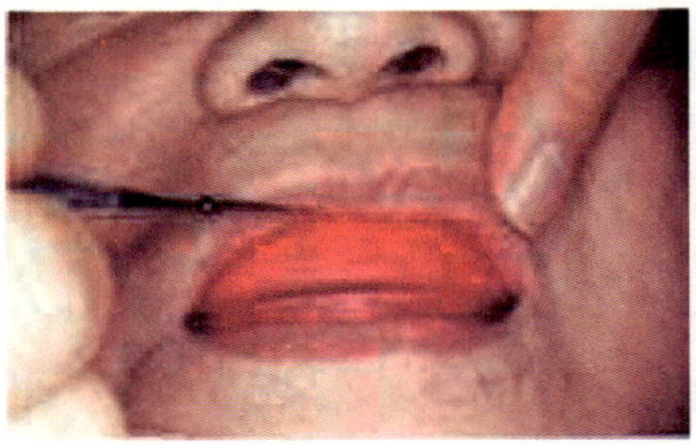

图 1-6-19　蜡𬌗堤唇面画线

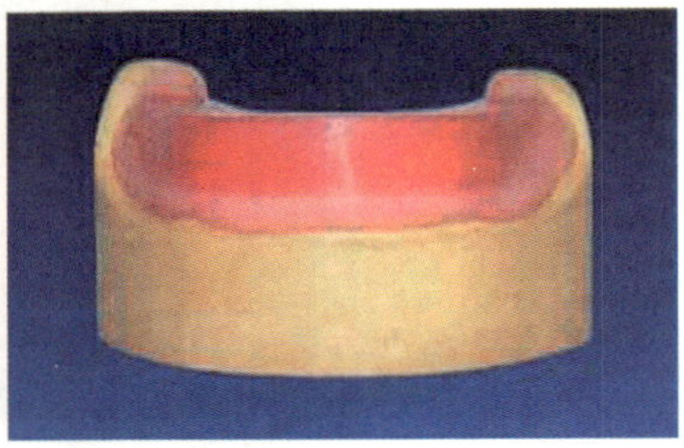

图 1-6-20　下颌蜡𬌗堤

▼ 注意事项

1. 操作中不应损伤石膏模型。

2. 在修整蜡基托边缘时勿使蜡流入基托组织面，以免造成基托与模型的不贴合。

3. 蜡𬌗堤的高度、宽度适中，尽量对称，𬌗堤不可过低，以免影响排牙。

▼ 实训评分

评分内容		分值	得分	合计
评分标准（100分）	基托范围确定	20分		
	上颌蜡基托	15分		
	下颌蜡基托	15分		
	上颌𬌗堤	20分		
	下颌𬌗堤	20分		
	标志线	10分		

▼ 作业

1. 在全口义齿修复过程中，要考虑患者的心理因素，原因是（　　）。
   A. 方便了解患者对义齿不满意的原因　B. 防止为有心理障碍的人治病
   C. 为了取得良好的修复效果　D. 让患者有良好的心理准备
   E. 为了取得患者信任
2. 取全口印模时，制作个别托盘的目的是（　　）。
   A. 便于操作　B. 获取功能式印模　C. 获取解剖式印模
   D. 不影响下颌运动　E. 获得咬合平衡
3. 全口义齿固位主要是靠（　　）。
   A. 附着力　B. 黏着力　C. 凝聚力
   D. 舌及颊肌压力　E. 吸附力
4. 与义齿吸附力无关的因素是（　　）。
   A. 基托材料　B. 基托与黏膜的接触面积
   C. 基托与黏膜的密合度　D. 唾液质量　E. 以上都对
5. 戴全口义齿讲话和进食时上下牙有撞击声，这是由于（　　）。
   A. 排牙不准确　B. 下颌前伸　C. 下颌后退
   D. 垂直距离过低　E. 垂直距离过高
6. 颌位记录时下颌前伸，在戴牙时，全口义齿前牙表现为（　　）。
   A. 反𬌗　B. 对刃𬌗　C. 深覆盖
   D. 深覆𬌗　E. 正常覆盖、覆𬌗
7. 全口义齿获得良好的固位，与下列因素关系重大的是（　　）。
   A. 印模是否准确　B. 水平颌位记录是否准确
   C. 垂直距离是否正常　D. 排牙位置是否准确　E. 基托边缘伸展是否合适
8. 在石膏模型上制作后堤区，最宽处的宽度为（　　）。
   A. 1 mm　B. 3 mm　C. 5 mm
   D. 8 mm　E. 10 mm

参考答案： 1. C；2. B；3. E；4. A；5. E；6. C；7. A；8. C

（谢宏新）

任务 1.7 全口义齿制作（二）——确定、转移殆位关系

实训目标

1. 基本掌握颌位记录及转移的步骤和方法。
2. 加深对无牙颌颌位的基本理论的理解。

▼ 实训内容

在仿真头模上确定颌位关系并转移至殆架上。

▼ 实训准备

仿真头模、Hanau 殆架（图 1-7-1）或机械固位式殆架，垂直距离测量尺，橡皮碗，调拌刀，石膏，抗膨胀液（4% K_2SO_4 和少量硼砂的溶液），上、下无牙颌模型一副，蜡刀，uyahe 远和工作刀，蜡匙，小毛巾，颌面导板等。

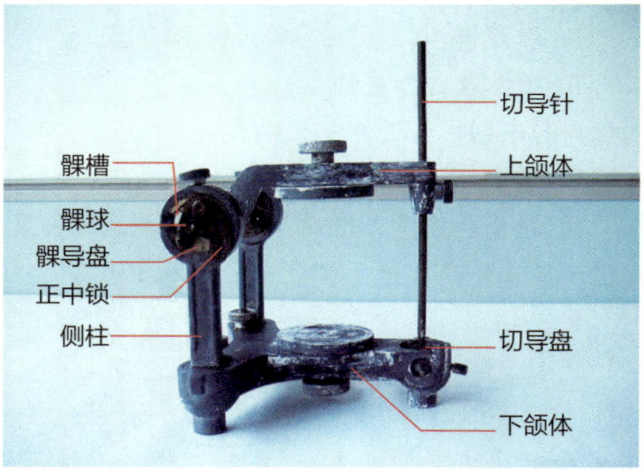

图 1-7-1 Hanau 式颌架（半可调殆架）

▼ 方法和步骤

1. 确定、记录颌位关系。

（1）确定垂直距离：将带蜡基托的下颌模型固定于仿真头模上。用垂直距离测量尺测定下颌姿势位时鼻底至颏底的距离，减去 2 ~ 4 mm 的间隙，作为垂直距离的高度。

（2）制作下颌蜡颌堤：根据已确定的垂直距离，选择高度合适的软蜡条，按要求制作下颌蜡颌堤。

（3）确定水平颌位方法：

①下颌后退接触位建𬌗方法：哥特氏弓顶点。

②肌力闭合道终点建𬌗方法：患者端坐，肌肉放松，反复做自然张、闭口运动，重复次数最多的位置即为所确定的颌位。

③在仿真头模上确定好水平颌位后，用回形针弯制 4 枚 U 形钉，于后牙区蜡𬌗堤颊侧，靠近𬌗堤平面插入上、下颌堤中，以固定上、下颌托。

2. 转移颌位关系至𬌗架（上𬌗架）。

（1）检查𬌗架：

①检查 Hanau 𬌗架：a. 正中锁锁紧。锁紧后，髁轴在髁导中央，上颌体不得前后左右移动；b. 切导针应在切导盘中央。当切导盘转动时，切导针应不受影响，针的上刻线应与上颌体的上缘平齐；c. 拧紧架环固定螺钉后，上下架环与上下颌体密合，无松动现象；d. 打开正中锁后可作侧向和前伸运动；e. 髁导斜度固定在 25°，侧向髁导固定在 15°。

②检查机械固位式𬌗架：a. 上颌体应能开闭，前后、侧向滑动自如，且无摆动现象；b. 髁球抵住髁槽前端，锁好正中锁；c. 切导针上刻线与上颌体上缘平齐，针的下端与切导盘中央接触；d. 放松定位、定向螺钉，夹模盘应能随调整轴上下移动，并可灵活转向，拧紧定位、定向螺钉后夹模盘便可固定不动；e. 检查固定螺钉，应能进退自如。

（2）上𬌗架（Hanau 𬌗架）：

①将𬌗架平放于台面上，手持𬌗托模型，置于𬌗架上比试，估计用于固定模型的石膏用量。然后用水浸湿石膏模型，打开上颌体，如图 1-7-2 所示。

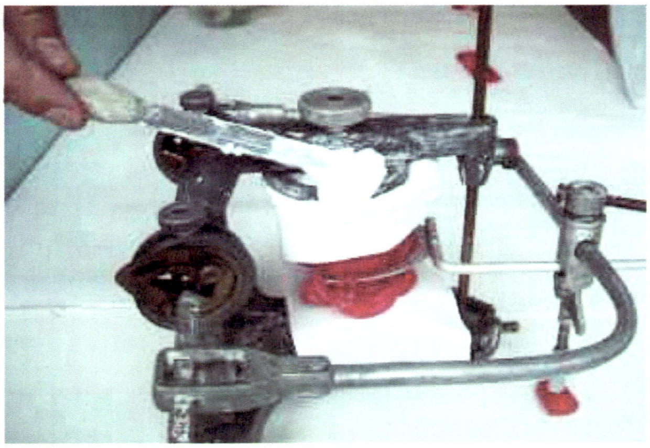

图 1-7-2　固定上颌模型

②取适量抗膨胀液，加入石膏粉，调匀后，先取少量充满下颌架环孔，并适量堆放于其上。继而将固定好的上下模型放在石膏上。

③闭合上颌体，调整模型的位置，使颌堤平面的前缘与切导针的下刻线平齐。中线对准切导针，颌堤平面左右对称，后部微向后上倾斜。

④将多余的石膏涂抹于下颌模型边缘与架环之间，加以固定，并用水抹光，如图 1-7-3 所示。

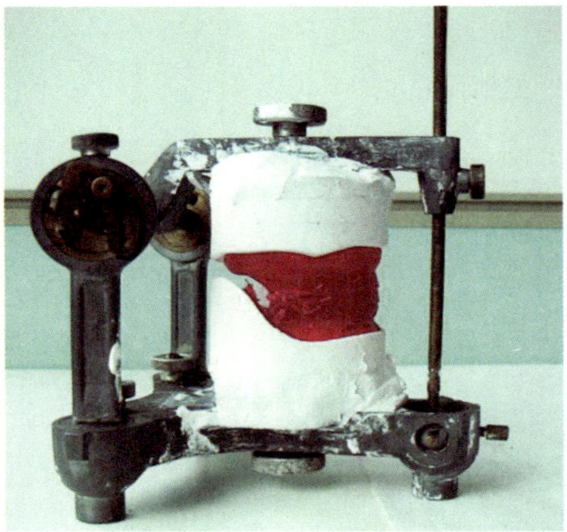

图 1-7-3　固定下颌模型

⑤打开上颌体，再调拌适量石膏，置于上颌模型的底座上，闭合上颌体，使石膏从架环孔挤出，刮平。将多余石膏涂抹于上颌模型底座的侧面与架环之间，固定模型于上颌架环上。

⑥在石膏初凝前，除去多余的石膏。石膏凝固后，将𬌗架洗干净。

▼ 注意事项

1. 石膏要用抗膨胀液调拌，抗膨胀液只需将石膏浸透、略拌即可，调拌不宜过快、过久。为避免石膏结固过快，石膏的量不可过多，稀稠度要合适。上𬌗架固定下颌模型时石膏要略稠，以便于操作。

2. 模型上𬌗架前务必浸水，取出后要固定于𬌗架的正确位置，如中线不能偏斜；两侧𬌗平面应在同一水平面上，不得左右倾斜；前后、左右位置应以架环为中心。

3. 保持工作台面与𬌗架的整洁。

▼ 实训评分

评分内容			分值	得分	合计
评分标准（100 分）	确定与记录颌位关系	操作过程	20 分		
		操作方法	15 分		
	调整 Hanau 𬌗架	操作过程	10 分		
		操作结果	15 分		
	固定上颌模型	操作过程	20 分		
	固定下颌模型	操作过程	20 分		

▼ 作业

1. 下列关于确定垂直距离的说法，错误的是（　　）。
A. 面部和谐，肌张力正常　B. 充分发挥咀嚼肌的力量
C. 防止颞颌关节疾病　D. 防止咬颊、咬腮
E. 防止牙槽骨的吸收

2. 全口义齿初戴时发现下颌明显后退，其原因是（　　）。
A. 人工牙排列不当　B. 患者下颌骨过于后退　C. 确定水平颌位关系时，下颌前伸
D. 垂直距离过高　E. 垂直距离过低

3. 下列方法中常用于确定垂直距离的是（　　）。
A. 卷舌后舔法　B. 吞咽咬合法　C. 后牙咬合法
D. 利用息止颌间隙法　E. 以上方法均可

4. 下列确定垂直距离的方法中，最可靠的方法是（　　）。
A. 面部距离均等测定法　B. 面部外形观察法　C. 息止颌位测定法
D. 拔牙前记录　E. 以旧义齿参考

5. 确定垂直距离的目的是（　　）。
A. 确定正中关系位　B. 确定正中殆位　C. 确定颌间距离
D. 确定殆平面　E. 确定息止颌间隙

6. 恢复适当的垂直距离的作用是（　　）。
A. 使面部比例协调　B. 使肌张力正常　C. 发挥最大咀嚼效能
D. 有益于颞下颌关节健康　E. 以上都是

7. 全口义齿制作中，殆托的主要作用是（　　）。
A. 便于排牙　B. 恢复垂直距离　C. 颌位记录
D. 恢复面部外形　E. 确定平面

8. 下列关于全口义齿殆平面位置测定的说法，错误的是（　　）。
A. 与瞳孔连线平行　B. 与鼻翼耳屏连线平行　C. 与下颌两侧牙槽嵴平行
D. 平分颌间距离　E. 在上唇下缘以下 2 mm

9. 患者，女，70岁，初戴全口义齿，主诉咀嚼费力，黏膜压痛且位置不确定，每天戴用时间越长症状越明显，且面部肌肉疲劳；心情烦躁、表情僵硬。出现上述症状最可能的原因是（　　）。
A. 初戴不适应　B. 咬合不平衡　C. 义齿固位差
D. 义齿垂直距离过高　E. 基托压迫骨突黏膜

参考答案： 1. D；2. C；3. D；4. D；5. C；6. E；7. C；8. C；9. D

（谢宏新）

任务 1.8　全口义齿制作（三）——排牙

实训目标

1. 熟悉人工牙的选择原则和要求。
2. 掌握全口义齿排牙的基本原则和方法。
3. 掌握调𬌗选磨的目的、要求、原则及方法。

▼ 实训内容

1. 全口义齿人工牙的选择与排列。
2. 调整平衡𬌗。

▼ 实训准备

全口塑料牙一副、酒精灯、喷灯、蜡刀、蜡匙、软蜡条或蜡片、玻璃板一块（8 cm×8 cm）、电机、砂石、咬合纸等。

▼ 方法和步骤

1. 复习排牙原则与要求。

（1）后牙以恢复功能为主，颌力相对集中于第二前磨牙和第一磨牙区。前牙以美观为主，同时考虑切割和发音功能。

（2）前牙要排成浅覆𬌗、浅覆盖。

（3）人工牙应排列在牙槽嵴顶上。

（4）𬌗平面应平分颌间距离。

（5）有适当的补偿曲线和横𬌗曲线。

（6）牙弓和颌弓应尽量协调一致。

（7）正中𬌗上下牙列要广泛接触。

2. 排牙前的准备（如图 1-8-1—图 1-8-3 所示）。

（1）检查殆架，并取下上、下殆托，观察上、下颌位关系与颌间距离。

（2）除去部分上颌殆堤（唇、颊侧），但不要破坏中线标记。

（3）在下颌殆堤上画出牙槽嵴顶的位置线。

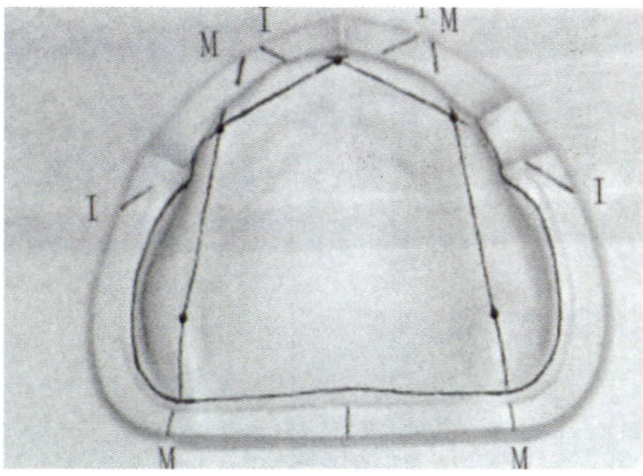

图 1-8-1　上颌殆堤上画出牙槽嵴顶位置线

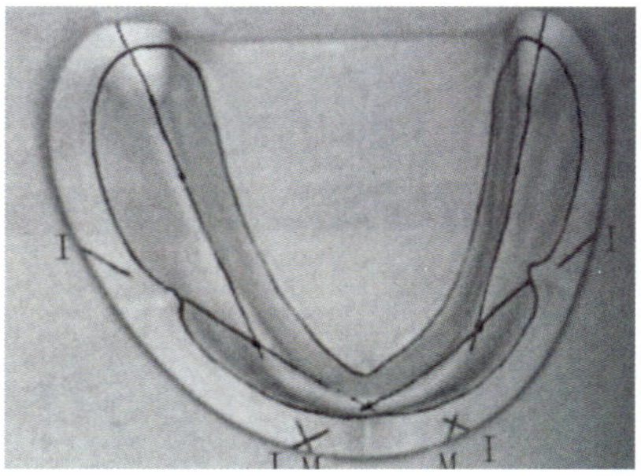

图 1-8-2　下颌殆堤上画出牙槽嵴顶位置线

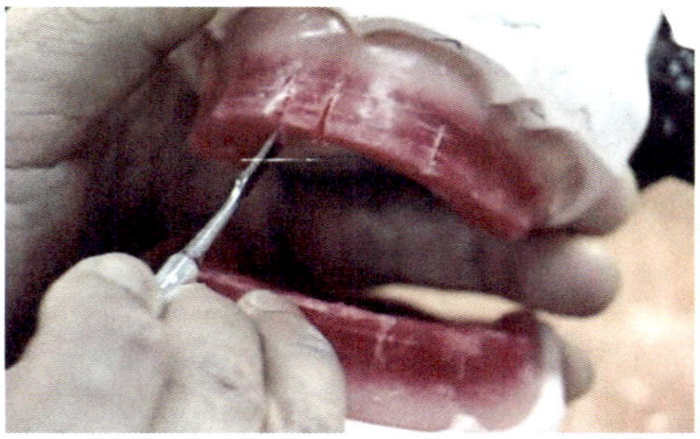

图 1-8-3　去除部分上颌殆堤

3. 排牙顺序　排上前牙→排下前牙→排上后牙→排下后牙。

4. 排牙方法。

（1）排列前牙：上前牙排列参照一定的解剖标志，上前牙唇面至切牙乳突中点一般 8 ~ 10 mm，上尖牙牙尖顶连线通过切牙乳突中点或后缘，上尖牙的唇面通常与腭皱的侧面相距（10.5 ± 1）mm，上前牙露唇 1 ~ 2 mm。排牙时首先将两个上颌中切牙分别排于中线两侧，邻接点压在中线上，切缘与切导针的下刻线平齐，按上颌 1 → 上颌 2 →上颌 3 →下颌 1 →右侧下颌 23 →左侧下颌 23 的顺序进行排列。

排列前牙时应从下列 4 个方面考虑其位置关系：与殆平面的位置关系；唇舌向倾斜程度；近远中向倾斜程度；在颌弓上的扭转度，如图 1-8-4—图 1-8-8 所示。

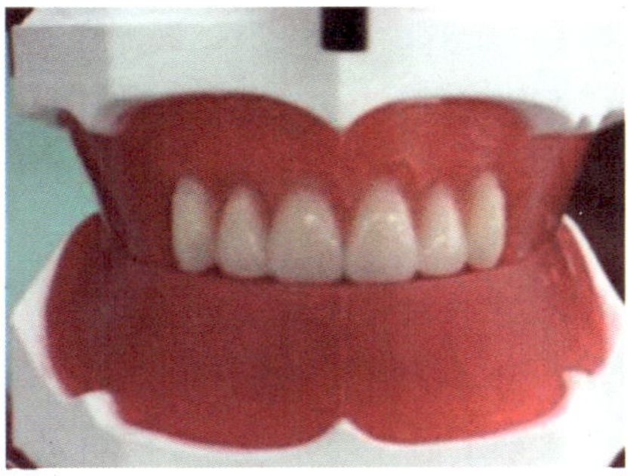

图 1-8-4　上前牙与殆平面的位置关系

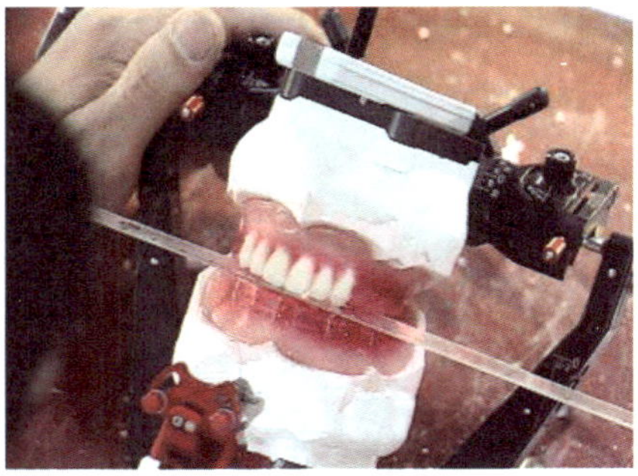

图 1-8-5　确认上前牙与殆平面的位置关系

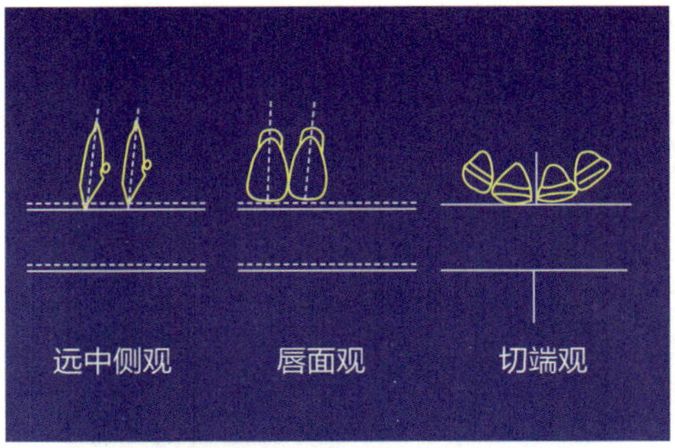

图 1-8-6　唇舌向倾斜度、近远中向倾斜度

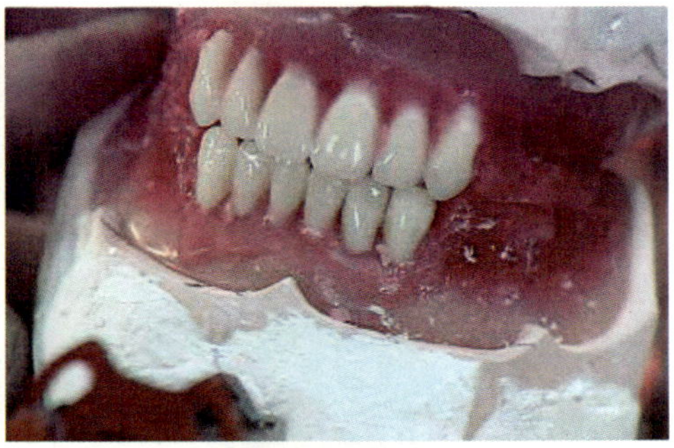
图 1-8-7　前牙排成浅覆𬌗、浅覆盖

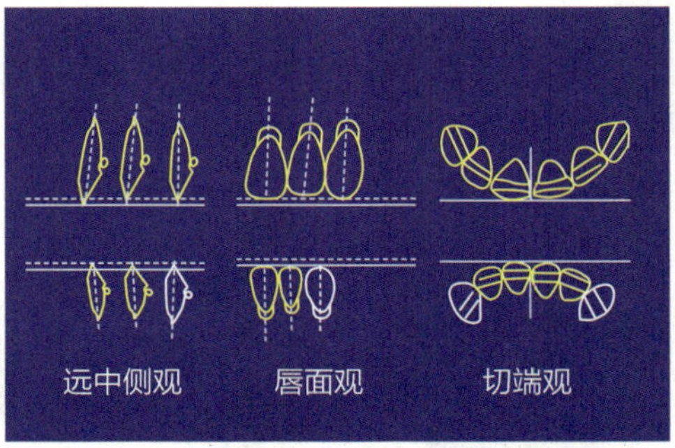

图 1-8-8　上下前牙在颌弓上的扭转度

各前牙排列的具体位置要求如表 1-8-1 所示。

表 1-8-1　各前牙排列的具体位置要求

牙的位置		唇舌向倾斜	近远中向倾斜	转向	与𬌗平面的关系
上颌	中切牙	接近垂直，切缘可稍向唇侧	垂直或颈部稍向远中倾斜	与前牙区牙槽弓曲度一致	切缘在𬌗平面上
	侧切牙	切缘稍向唇侧倾斜	颈部向远中倾斜	远中略转向舌侧	低于𬌗平面 0.5 ~ 1 mm
	尖牙	垂直或颈部向唇侧突出	颈部稍向远中倾斜	远中唇面与后牙槽弓方向一致	牙尖在𬌗平面上
下颌	中切牙	颈缘略向舌侧倾斜	垂直	与牙槽弓曲度一致	稍高出𬌗平面
	侧切牙	垂直	颈部略向远中倾斜	与牙槽弓曲度一致	稍高出𬌗平面
	尖牙	颈部稍向唇侧突出	颈部略向远中倾斜	远中唇面与后牙区牙槽弓方向一致	稍高出𬌗平面

（2）排列后牙：

①后牙的排列顺序是：先排一侧上后牙（左上 4→左上 5→左上 6→左上 7），后排另一侧上后牙，再排一侧下后牙（左下 6→左下 7→左下 5→左下 4），最后排另一侧下后牙，如图 1-8-9—图 1-8-12 所示。

②方法：a. 先在下颌模型上相当于第一前磨牙和第二磨牙的牙槽嵴顶处，用铅笔作标记点，并将此二点相连，再向后延伸到模型的边缘上；b. 将下颌基托放回模型上，根据模型上的延伸线在𬌗堤平面上画出标记线，此线即代表牙槽嵴顶的位置，作为排列上后牙的参考；c. 用蜡刀削去一侧上颌𬌗堤，亦可将原𬌗堤切去，换以烤软的蜡条，用蜡匙烫软蜡𬌗堤，在相当于第一前磨牙的位置，排列上颌第一前磨牙，牙体长轴位于上颌的牙槽嵴顶上，舌尖对准下颌牙槽嵴上所画的标记线，然后根据后牙排列顺序，依次排列各上后牙，后牙排列位置要求如表 1-8-2 所示；d. 上后牙排列完成后，

去除下殆堤，按确定的正中殆关系，依左上 6→左上 7→左上 5→左上 4 的顺序排列下颌各后牙；e. 全面检查各牙位置是否合适，咬合关系是否恰当，特别要注意舌侧是否已紧密接触、尖窝是否相对。

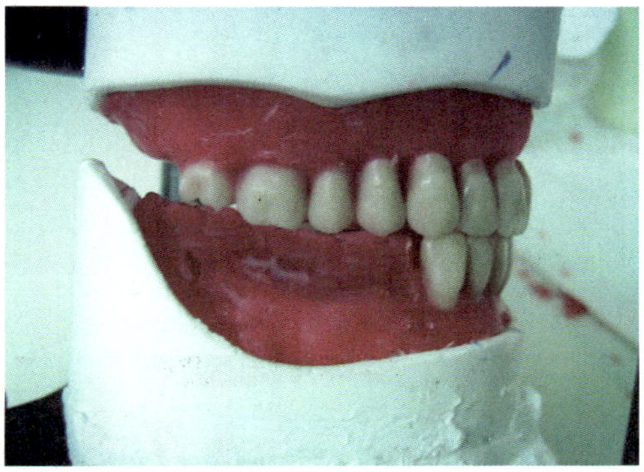

图 1-8-9 排下前牙

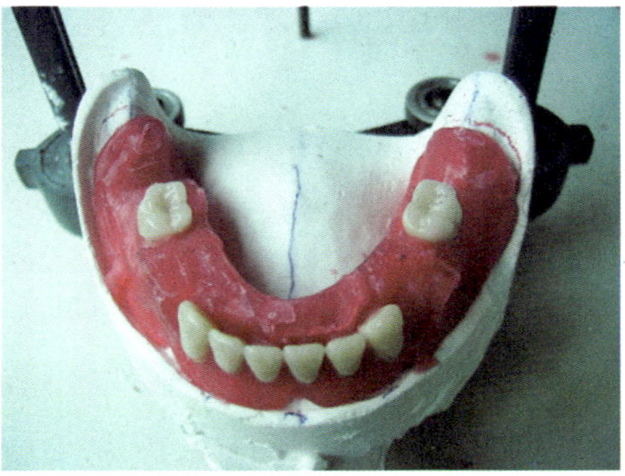

图 1-8-10 下前牙排完后，先排下颌 6

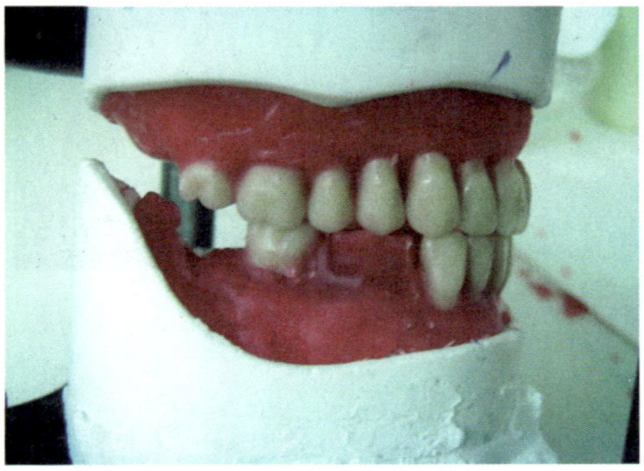

图 1-8-11 排下颌 6

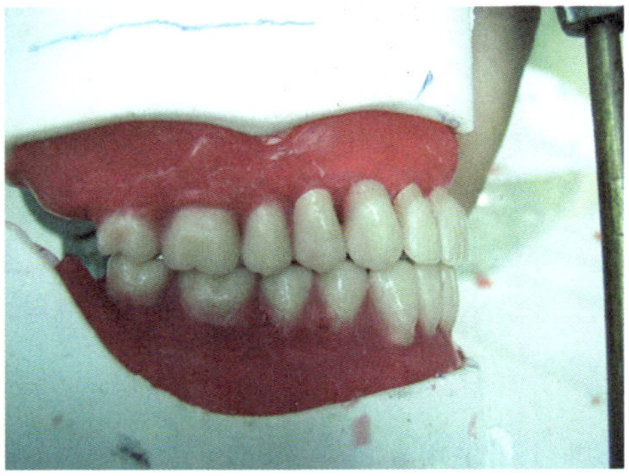

图 1-8-12 排下颌 7

表 1-8-2 后牙排列位置要求

牙的位置		颊舌向倾斜	近远中向倾斜	与殆平面关系
上颌	第一前磨牙	颈部垂直或向颊侧倾斜	垂直	颊尖在殆平面上，舌尖离开约 1 mm
	第二前磨牙	垂直	垂直	颊舌尖均在殆平面上
	第一磨牙	颈部略向腭侧倾斜	颈部略向近中倾斜	近舌尖在殆平面上，远舌尖、近颊尖离开殆平面约 1 mm，远颊尖离开殆平面约 1.5 mm
	第二磨牙	颈部略向腭侧倾斜	颈部略向近中倾斜	舌尖离开殆平面约 1 mm，近颊尖离开殆平面约 2 mm，远颊尖离开殆平面约 2.5 mm
下颌	7654 | 4567	以上后牙殆面为准，对好正中殆关系		

5. 调整平衡殆。

（1）全口义齿平衡殆的要求：

①正中殆上下牙尖窝相对，呈广泛接触关系，如图 1-8-13 所示。

②前伸平衡：当前伸咬合时，不仅上下前牙的切缘互相接触，而且上下后牙有关的牙尖也有接触。

③侧方殆平衡：当下颌向左右作侧向咬合运动时，不仅工作侧的上下颌有关牙尖有接触，而且平衡侧上后牙的舌尖与下后牙的颊尖也有接触，如图 1-8-14 所示。

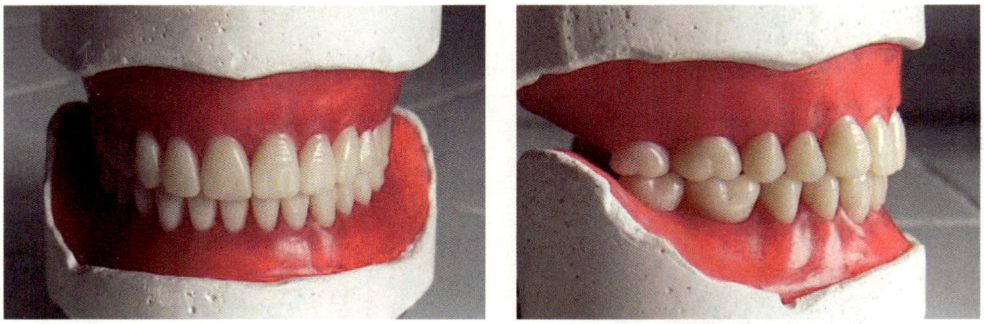

图 1-8-13　正中颌上下牙尖窝相对

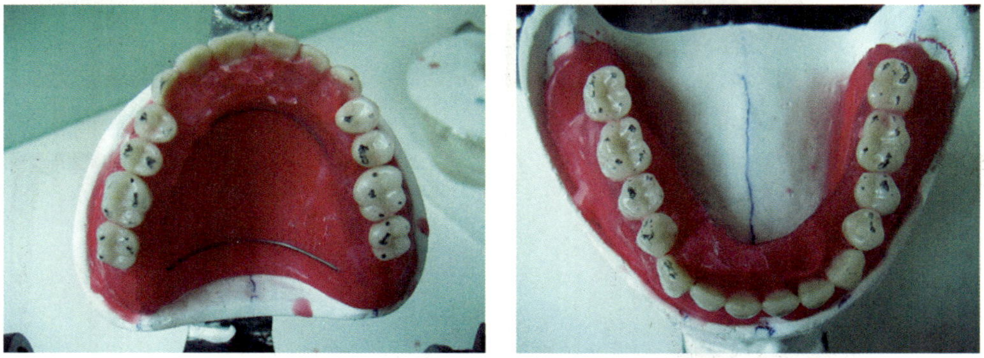

图 1-8-14　正中颌上下牙呈广泛接触关系
（正中颌位时，上下颌人工牙间，尖窝交错的最大面积均匀接触而无颌干扰）

（2）前伸殆平衡的调整：

①前牙接触、后牙不接触的调整。a. 不平衡的原因：一般是前牙切道斜度过大、覆殆过深，或后牙尖工作斜度太小。b. 调整平衡殆的方法：首先应考虑用加大补偿曲线曲度的方法，加大牙尖工作斜面斜度，以达到前伸殆平衡；其次，在不影响美观和功能的前提下，亦可通过减小前牙的切道斜度，或降低下前牙的方法，调成平衡殆，如图 1–8–15 所示。

②前牙不接触、后牙接触时的调整。a. 不平衡的原因：一般是前牙切道斜度过小或后牙牙尖工作斜面斜度过大。b. 调整平衡殆的方法：主要用减小补偿曲线曲度的方法来调整，使牙尖工作斜面斜度相对减小，必要时可升高下前牙，加大前牙之覆殆程度，若仅为个别后牙早接触，亦可采用磨改牙尖的办法。

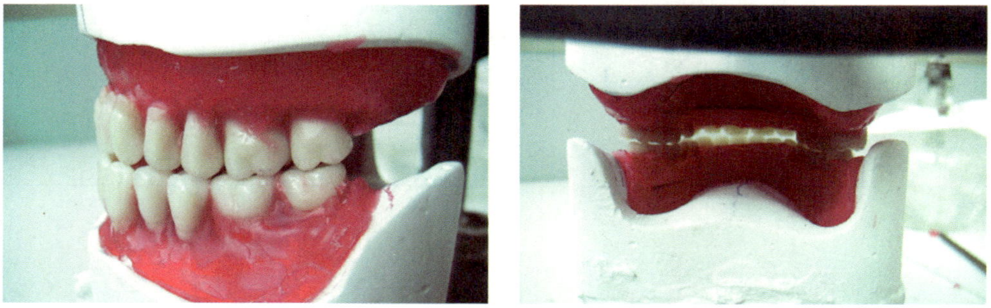

图 1-8-15　前伸殆平衡（前伸运动时前后牙均有接触）

（3）侧方殆平衡的调整：

①工作侧早接触而平衡侧无接触时的调整：主要用加大上下后牙横殆曲线的方法进行调整。可以平衡侧的上舌尖为轴，抬高上颊尖，重排正中颌。如平衡侧仍不接触，则可上升下颊尖与上舌尖接触，回到正中殆位；如有早接触点，则可调磨下后牙中央窝，如图 1–8–16 所示。

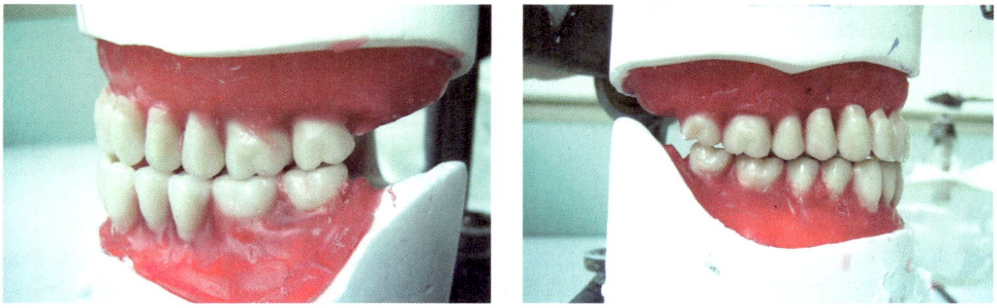

图 1-8-16 侧方𬌗平衡（侧𬌗运动时双侧后牙均有接触）

②平衡侧早接触而工作侧颊尖无接触的调整：主要用减小上后牙横𬌗曲线或增大下后牙横𬌗曲线的方法来调整。可以上舌尖为轴，下降上颊尖至下颊尖接触，如回到正中颌后，下颊尖形成早接触点，可调磨上中央窝；或以下舌尖为轴，升高下颊尖至与上颊尖接触，再作正中𬌗检查，如有早接触可调磨上中央窝。

③平衡侧早接触而工作侧舌尖无接触的调整：主要用减小下后牙横𬌗曲线的方法来调整。可以下颊尖为轴，升高下舌尖，如回到正中𬌗有早接触点，可调磨有早接触的中央窝。

6. 人工牙的选磨。

（1）原则：先调磨正中𬌗，再调磨侧方𬌗及前伸𬌗平衡，保护功能尖及斜面。

（2）选磨方法：

①正中𬌗早接触的选磨：早接触出现在“支持尖”和其对应的中央窝和近远中边缘嵴之间，主要磨除与早接触“支持尖”对应的中央窝和近远中边缘嵴。具体方法为：将咬合纸放于下牙列颌面，嘱患者张闭口作叩齿运动，如接触点少，选磨相应中央窝和边缘嵴，反复几次，直到后牙有广泛均匀的接触。

②侧方𬌗早接触的选磨：工作侧的早接触出现在上后牙颊尖舌斜面和下后牙颊尖颊斜面；平衡侧早接触出现在上后牙舌尖颊斜面和下后牙颊尖舌斜面之间。主要选磨非支持尖的早接触点。具体方法为：将咬合纸放于下牙列颌面，嘱患者左右磨动下牙，选磨少数非支持尖的早接触点，每次只选磨单颌，反复几次，直到所有非支持尖都有接触点为止。

③前伸𬌗早接触的选磨：嘱患者前伸下颌作叩齿运动，前伸运动前牙不接触、后牙早接触时，应选磨上颌后牙牙尖的远中斜面或下颌后牙牙尖的近中斜面；前伸运动前牙早接触、后牙不接触时，应选磨上前牙切缘舌侧斜面及下前牙切缘唇侧斜面。

▼ 注意事项

1. 注意中线不得偏斜，定位平面角度左右基本相同，两侧牙弓尽量对称一致。

2. 注意各个牙尖在𬌗平面上的位置。

3. 勿使口腔本部过小。

4. 排正中𬌗时，不要打开正中锁，或松开𬌗架的其他调节旋钮。

5. 必须在排好正中𬌗的基础上，根据不平衡的情况进行调整，调整过程中始终注意将对𬌗牙作相应的调整，以保证正确的正中𬌗关系。

6. 调平衡𬌗过程中，只打开正中锁，𬌗架上的其他固定螺丝不得松开。

▼ 实训评分

全口排牙评分标准：全口排牙项目得分细则如下。

评分内容			分值	得分	合计
评分标准（100分）	主题	要求：作品的主题突出，构思新颖，设计合理，符合平衡殆理论； 不符合要求，各项酌情扣 1 ~ 10 分	33 分		
	造型	要求：形态美观、比例得当（牙长轴与𬌗平面的角度是否合适、𬌗平面是否平分颌间距离）、结构合理（中线和覆𬌗、覆盖是否正确，后牙牙尖是否形成连续的纵、横𬌗曲线，后牙功能尖是否排列在牙槽嵴顶上）、生动活泼、富有艺术性 不符合要求：构思平平、形态粗劣、影响美观、结构不合理（中线和覆𬌗、覆盖不正确，后牙的纵、横𬌗曲线不连续，后牙功能尖没有排列在牙槽嵴顶上）、比例失调（牙颊舌向、近远中向倾斜角度不正确，𬌗平面没有平分颌间距离），各项酌情扣 1 ~ 10 分	33 分		
	刀工（表面成形度）	要求：工艺性强、刀工细腻、繁简适当、器械运用自如； 不符合要求：雕刻粗糙、刀法生疏、有败刀，各项酌情扣 1 ~ 10 分	34 分		

备注：

采用临床模型，需具备蜡义齿初戴前的要求，完成品需可取下。人工牙列形态和基托磨光面形态、蜡义齿边缘及组织面的重现性均属评分范围。排牙过程中，学生可用铅笔画出相关标志线，但提交作品前需用评委提供的橡皮，彻底抹掉这些标志线。若蜡义齿被封闭在工作模型上无法摘取，或留有标志线、切导针与切导盘不接触（含正中𬌗与侧方𬌗），直接评为不合格。

▼ 作业

1. 咬合调整的目的是通过对牙的选磨（　　）。
   A. 消除早接触　　B. 消除𬌗干扰　　C. 使𬌗力分布均匀
   D. 使𬌗关系协调　　E. 以上都对
2. 下列关于全口义齿排列原则的说法，错误的是（　　）。
   A. 前牙切导斜度要大　　B. 排牙时切忌排成深覆𬌗
   C. 𬌗平面平分颌间距离　　D. 排牙时尽量排在牙槽嵴顶
   E. 要求保持义齿各方向的平衡接触
3. 试戴全口义齿时，如果发现口内作正中𬌗时，只有第二磨牙接触，其余牙齿开𬌗，处理方法是（　　）。
   A. 降低第二磨牙　　B. 抬高其他牙齿　　C. 加大补偿曲线
   D. 减小补偿曲线　　E. 重新取𬌗关系记录

4. 排列全口义齿人工牙的美观原则不包括（　　）。
A. 牙弓弧度要与颌弓型一致　B. 上前牙的位置要衬托出上唇丰满度
C. 前牙排成浅覆𬌗、浅覆盖　D. 要体现患者的个性
E. 上前牙的排列要参考患者的意见

5. 当下颌弓明显大于上颌弓时，全口义齿人造牙排成反𬌗关系的主要目的是（　　）。
A. 增进美观　B. 改善发音　C. 增加义齿稳定性
D. 提高咀嚼效率　E. 增加𬌗接触面积

6. 全口义齿的前牙排列成浅覆𬌗、浅覆盖的原因（　　）。
A. 美观要求　B. 功能要求　C. 排牙方便
D. 取得前伸𬌗平衡　E. 发音清楚

7. 全口义齿的𬌗平面平分颌间距离主要是为了（　　）。
A. 防止人工牙和基托的折断　B. 增强基托的吸附力
C. 防止𬌗位前伸　D. 加强义齿的稳定性
E. 获得正确的垂直距离

参考答案： 1. E；2. A；3. E；4. C；5. C；6. D；7. D

（谢宏新）

重点笔记

任务 1.9 前牙铸造桩核蜡型的制作

实训目标

1. 通过示教，了解前牙铸造桩核蜡型的制作步骤和方法。
2. 通过预备牙体，掌握牙体预备的步骤和要点。
3. 了解塑胶牙面一次完成桩冠修复的方法。

▼ 实训内容

1. 在仿真头模的实验牙列模型上进行 1B 铸造桩核的牙体预备，如图 1-9-1、图 1-9-2 所示。
2. 采用直接法制作桩核蜡型。

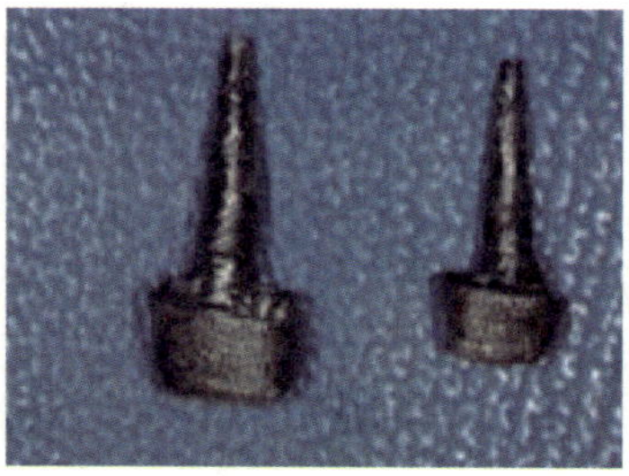

图 1-9-1 金属铸造桩核

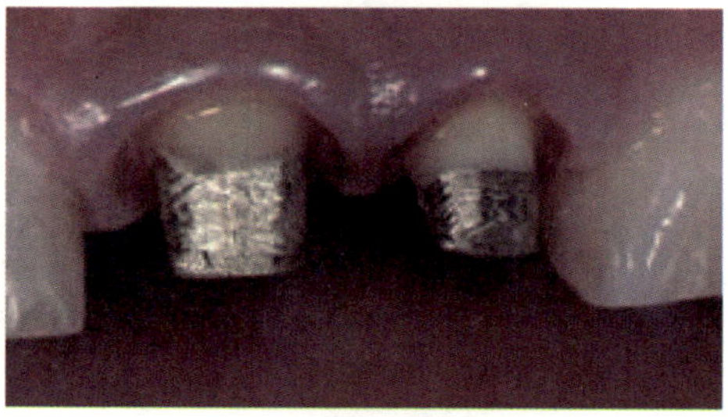

图 1-9-2 口内黏固的金属桩核

▼ 实训准备

装有做过完善根管治疗的离体牙（1B 残冠）的石膏模型、电机、成品塑料牙面、22# 不锈钢丝、嵌体蜡、轮形石、刀边石、701 号长柄裂钻、长柄圆钻、长鼻钳、切断钳、雕刀、黏固粉调拌刀、前牙 X 光片、咬殆纸、砂纸圈、液状石蜡油、酒精灯、气枪、小酒杯、自凝造牙粉及牙托水、磷酸锌黏固材料等。

▼ 方法和步骤

以铸造桩核的制作为例。

1. 牙体预备。

（1）残冠预备：牙体预备应尽可能保留健康的牙体组织，如图 1-9-3、图 1-9-4 所示。

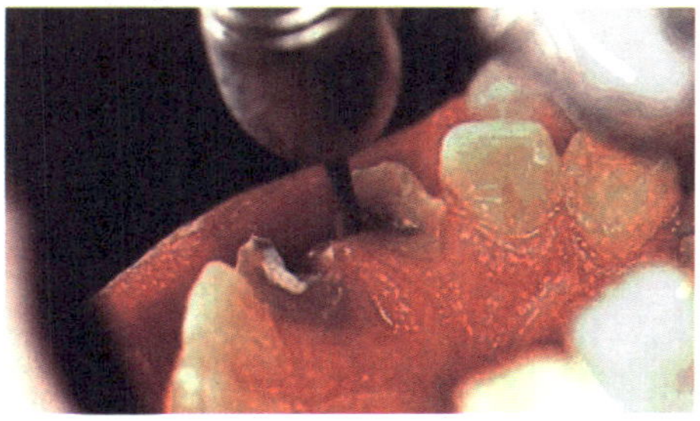

图 1-9-3　去除冠部龋坏组织

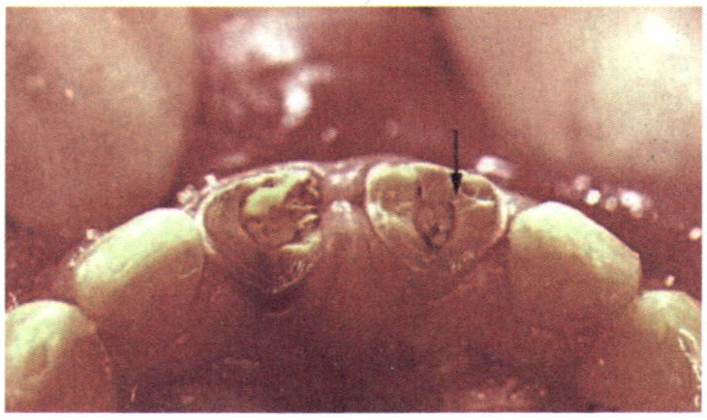

图 1-9-4　尽可能保留健康的牙体组织

（2）根管预备：

①根据 X 线片，了解 1B 牙根的形态、长短、粗细及根管充填情况。

②先用小球钻顺根管方向轻轻钻入，由浅入深将根管内充填材料逐渐取出，再用稍大的球钻扩大根管。使根管预备的深度达根长的 2/3 ~ 3/4，以保持良好的根尖封闭，宽度为牙根直径的 1/3，形态与牙根的外形基本一致，如图 1-9-5 所示。

③用裂钻修整根管壁，使之光滑，切忌在壁上形成倒凹或台阶，如图 1-9-6 所示。

④根管口处不必形成肩台。

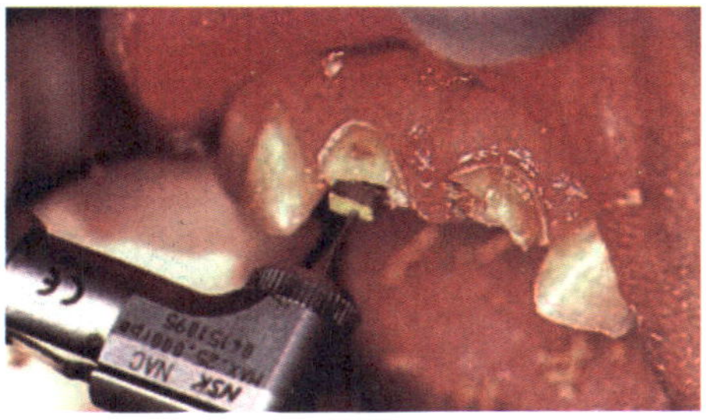

图 1-9-5　球钻逐级扩大根管

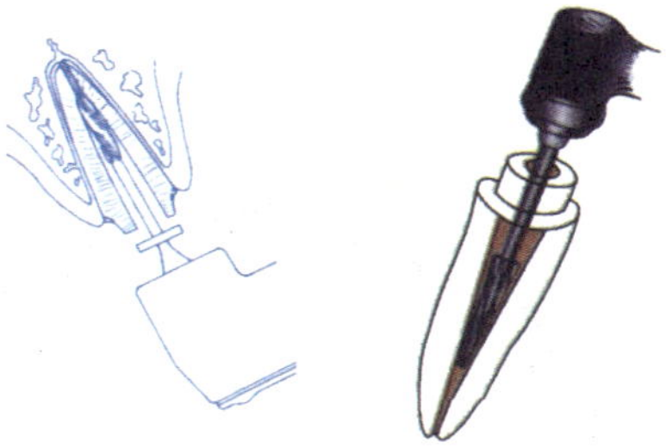

图 1-9-6　裂钻修整根管壁

2. 蜡型制作　采用直接法制作蜡型。

（1）清洁根管、吹干，并在根管内壁及根面上均匀地涂一薄层液体石蜡，如图 1-9-7 所示。

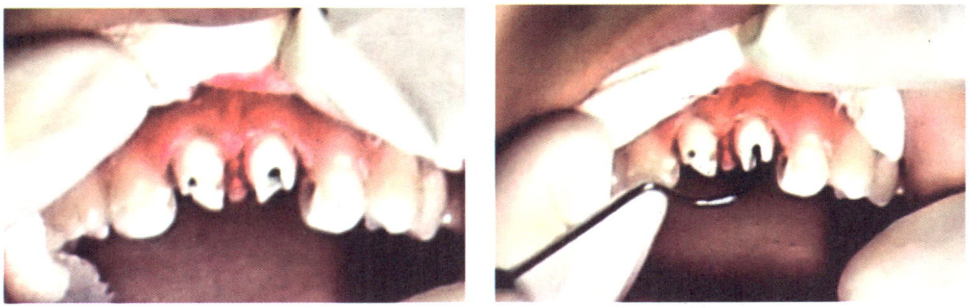

图 1-9-7　根管内壁涂液体石蜡

（2）准备一枚大头针（或 3 mm 左右的钢丝），在尖端区约 10 mm 范围内磨几条横向的凹道以粗化表面，增加与蜡型的结合力。

（3）将均匀烤软的嵌体蜡塑制成与根管粗细、长短类似的锥形蜡条，趁热填入根管，并用充填器加压，使蜡充满根管内。

（4）用烧热的探针插入根管，熔化根管内的蜡，使之与根管壁贴合，如图 1-9-8 所示。

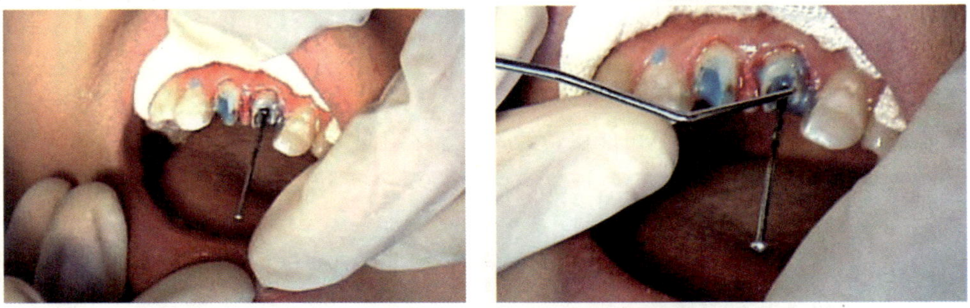

图 1-9-8 大头针 + 烤软的嵌体蜡插入根管

（5）将大头针烧热插入根管，待蜡冷却后连同蜡型和大头针一起取出桩核蜡型，检查其完整性。如不完整可加蜡修整，直至完整。

（6）将根桩就位于根管内，然后用铸造蜡滴出冠核的蜡型，核的外形与经过预备后的牙体外形相似。检查核的轴向、唇舌及近远中位置、长度，以及与对颌牙的咬合间隙，如图 1-9-9、图 1-9-10 所示。

蜡核要求：

①桩核根外段蜡型表面距离修复体全冠唇面约 1.5 mm，蜡型切端距离修复体全冠切缘约 2 mm。

②舌面与对颌牙在正中𬌗、非正中𬌗时保持约 1.5 mm 的间隙。

③近远中面距离邻牙约 1.5 mm 的间隙并略聚向切缘 2° ~ 5° 。

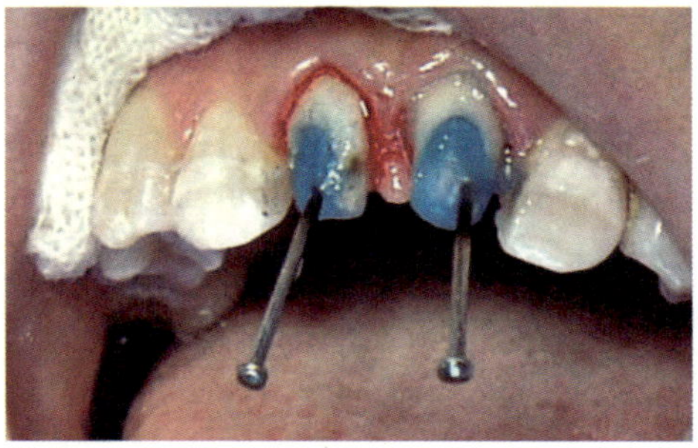

图 1-9-9 形成冠核的蜡型

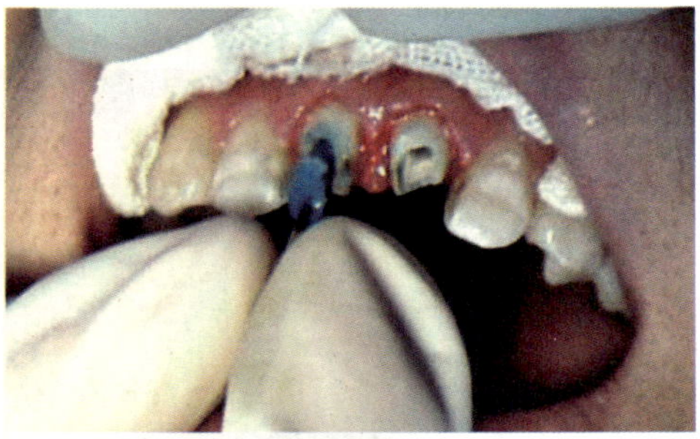

图 1-9-10 蜡型硬固后取出

（7）修整蜡核，使各轴面与根面相移形成一整体，待蜡型硬固后取出整个蜡型。用铸造蜡制作铸道，准备包埋。如果暂时不包埋，则应放于冷水内保存。

（8）洗净根管、隔湿、消毒、吹干，用牙胶暂封根管口，如图 1-9-11 所示。

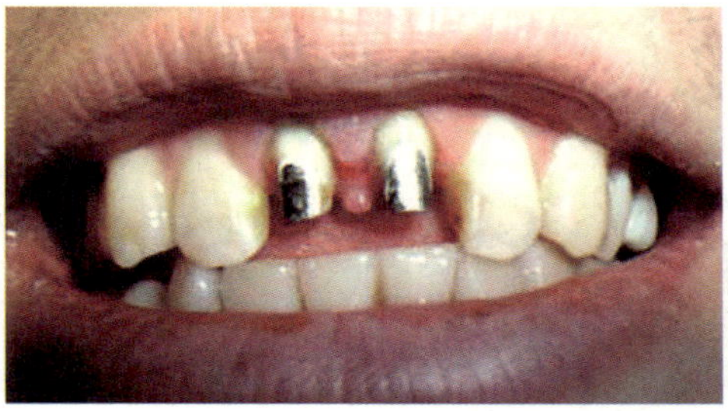

图 1-9-11 完成铸造后的桩核

▼ 注意事项

1. 预备根面时，注意不要损伤牙龈。

2. 预备根管时，严防侧穿根管壁。根管形态不要预备成圆形，以增加桩的抗旋转性。如果采用的是成品桩，则其截面一般为圆形，根管预备应采用与桩相配套的根管预备钻针进行。

3. 如果采用的是铸造桩核，那么可以尽量保留可以保留的健康的牙体组织，以增加强度、桩的固位能力，改善冠根比。

▼ 实训评分

评分内容		分值	得分	合计
评分标准（100 分）	预备后，残冠部非健康的牙体组织去除干净，无残留	20 分		
	根管预备形态符合标准，长度、直径达到要求，无牙龈损伤	40 分		
	桩核蜡型与根管密合性好	20 分		
	桩核蜡型的核部分，能满足修复体所需的抗力和固位要求	20 分		

▼ 作业

1. 桩在根管内的长度要求是（　　）。

A. 根长的 1/3　　B. 根长的 1/2　　C. 根长的 2/3 ~ 3/4

D. 根长的 3/4 ~ 4/5　　E. 以上都可以

2. 桩核冠修复时，一般要求根尖部保留的根充材料长度为（　　）。

A. 不用保留　　B. 1 ~ 3 mm　　C. 3 ~ 5 mm

D. 5 ~ 7 mm　　E. 以上都不适宜

3. 下列情况不适宜做桩冠的是（　　）。

A. 年轻恒牙　　B. 根尖有感染的牙且未得到控制

C. 根管壁有侧穿的牙　　D. 牙槽骨吸收超过根 1/2 的牙　　E. 以上都不适宜

4. 某患者，右上 6 大面积银汞充填。检查：MOD 大面积银汞充填体，牙冠剩余牙体组织少，仅残留颊舌侧壁，无松动，无叩痛，已行完全根管治疗。设计行桩核冠修复，牙体预备首先要（　　）。

A. 全部磨除牙冠　　B. 先按照全冠预备体的要求进行磨除　　C. 先制备固位沟

D. 先制备箱状洞形　　E. 先去除颊舌侧壁

5. 患者，男，30 岁，近 2 周前牙咀嚼疼痛，且牙龈肿胀有脓液流出，2 年前该牙曾因龋坏而疼痛，未曾治疗。检查：11 残冠，近中邻面探及深龋洞，牙变色，叩痛（±），唇侧牙龈见一瘘管，有脓液溢出，X 线片显示 11 根尖阴影 4 mm × 4 mm。该牙经根管治疗后，瘘管长期不愈合，拟采用根尖刮治或根尖切除术，术后开始桩核冠修复的时间是（　　）。

A. 3 天　　B. 1 周　　C. 2 周

D. 半年　　E. 3 个月

6. 患者，男，40 岁。下颌 |6 金属烤瓷冠修复，试戴时发现修复体非常密合，经调𬌗无早接触后选择聚羧酸黏固剂黏固，调拌黏固剂时严格按照粉、液比例，按就位道方向就位，𬌗面垫一棉卷，让患者紧咬 5 min，黏固完成后再次检查，发现咬合过高。最可能导致咬合过高的原因是（　　）。

A. 患者咬合过分用力　　B. 黏固剂排溢困难　　C. 黏固剂选择不当

D. 黏固剂调拌不当　　E. 棉卷垫置过少

参考答案：1. C；2. C；3. E；4. B；5. C；6. B

（谢宏新）

任务 1.10　塑料暂时冠制作

实训目标

通过示教和学生操作，掌握塑料暂时冠的制作方法和步骤。

实训内容

先教师示教，后学生制作。

1. 示教上前牙塑料暂时冠的制作。

2. 模型上完成塑料暂时冠的制作。

实训准备

已经完成上前牙牙体预备的石膏模型、成品塑料牙面、棉签、分离剂、自凝造牙粉、自凝牙托水、小瓷杯、调拌刀、雕刀、去冠器、玻璃纸、砂石针、打磨机。

方法和步骤

可用塑料成品冠套或临时制作光固化树脂冠或自凝塑料冠。本实验制作采用后者。

1. 选择大小、外形合适的同名成品塑料牙面，在牙体预备过的上前牙模型上比试，用铅笔记下龈缘部位，磨改牙面的盖嵴部和舌面（组织面），使之与仿真头模预备的牙体唇面贴合，如图 1-10-1、图 1-10-2 所示。

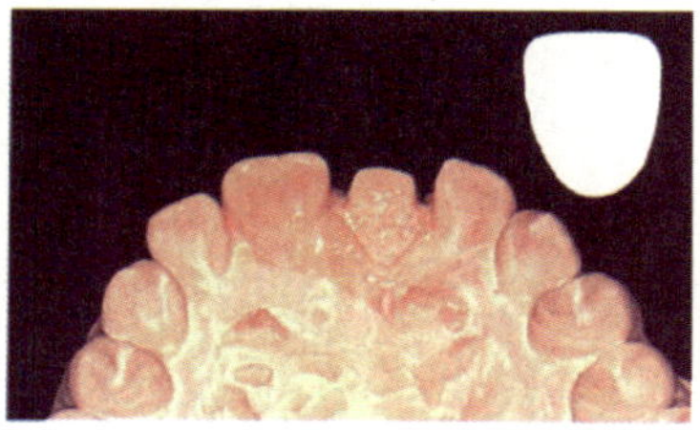

图 1-10-1　选择合适的成品塑料牙面

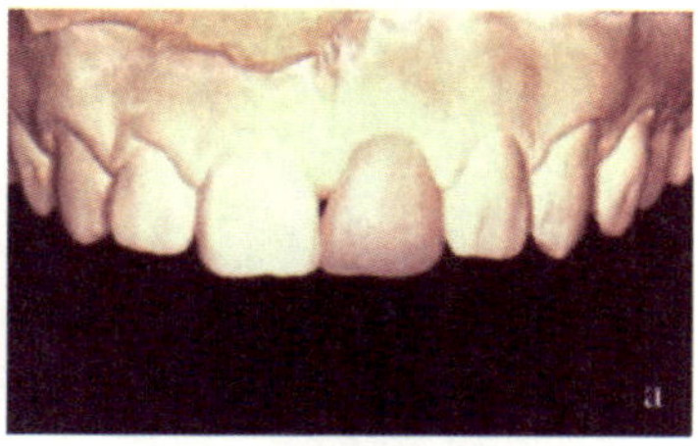

图 1-10-2　磨改后的塑料牙面

2. 清洁预备牙，涂一薄层分离剂。

3. 在经磨改后塑料牙面的盖嵴部、舌面涂一薄层自凝牙托水，备用。

4. 取适量的自凝造牙粉放入瓷杯中，加适量自凝牙托水调匀后，待塑料聚合至面团期时，揉均匀，并取适量自凝塑料置于预备牙的唇、舌面及邻面。然后将塑料牙面按正确的位置压在唇面，用蘸有牙托水的棉签或小棉球从舌面稍加压，修整舌面外形，并用小雕刀蘸牙托水修整颈缘及外展隙外形，去除多余塑料。用对颌模型作正中咬合，形成舌侧厚度的印迹。

5. 外形修整：塑料固化后，取出暂冠修整其外形。注意边缘的位置、厚度、适合性、邻接关系、咬合关系及牙冠解剖外形等。最后完成暂冠的打磨抛光。

6. 临时冠黏固：清洁预备牙，隔湿、消毒、吹干后调适量的氧化锌丁香酚黏固剂暂时黏固，如图 1-10-3 所示。

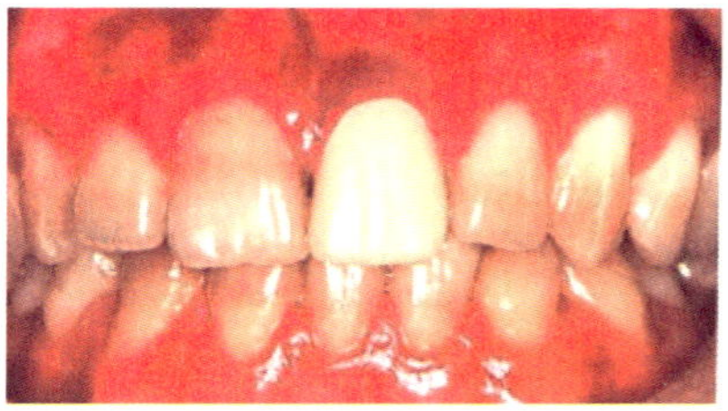

图 1-10-3　口内黏固塑料暂时冠

▼ 注意事项

1. 制作塑料暂时冠时，注意把握取出的时机，过早会破坏暂时冠外形，过晚会导致取出困难。

2. 塑料暂时冠在完全固化前，可以轻轻取下，消除倒凹，再小心回位，以免牙体因有倒凹而取出困难。

3. 对塑料暂时冠抛光时，注意不要用力过大，以免破坏暂时冠外形。

▼ 实训评分

评分内容		分值	得分	合计
评分标准（100 分）	覆盖整个预备后的临床牙冠，恢复缺损形态	40 分		
	有一定强度，能保护患牙和保持修复空隙	20 分		
	颈缘密合	20 分		
	牙面颜色及外形与对侧同名牙协调	20 分		

▼ 作业

1. 塑料全冠修复时牙颈部制成肩台是为了（　　）。
   A. 有利于保护牙髓　　B. 有利于边缘密合　　C. 有利于美观
   D. 有利于抗力　　E. 有利于固位

2. 活髓牙牙体预备后，黏结临时冠时最好选用（　　）。
   A. 玻璃离子水门汀　　B. 磷酸锌水门汀　　C. 聚羧酸锌水门汀
   D. 丁香油糊剂　　E. 以上均可

3. 塑料全冠最突出的特点是（　　）。

A. 牙体切割少　　B. 制作简单　　C. 耐磨好

D. 用于缺损较小的牙　　E. 生物相容性好

4. 某患者，右下 6 为死髓牙，经根管治疗后以金属烤瓷冠修复，牙体预备取模型后金属烤瓷冠初戴之前，需要（　　）。

A. 用金属全冠做保护性修复　　B. 制作间隙保持器

C. 不做任何处理　　D. 用牙龈保护剂对牙龈进行保护

E. 用塑料全冠做保护性修复

参考答案： 1. D；2. D；3. B；4. E

（谢宏新）

重点笔记

任务 1.11　后牙邻𬌗金属嵌体的牙体预备

实训目标

1. 加深对嵌体设计基本原则的理解。

2. 掌握后牙邻𬌗嵌体牙体预备的方法和步骤，尤其要掌握其窝洞的特征，如图 1-11-1、图 1-11-2 所示。

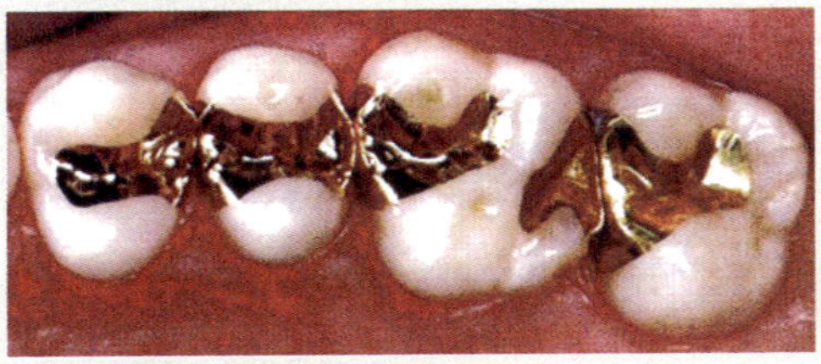

图 1-11-1　后牙贵金属嵌体

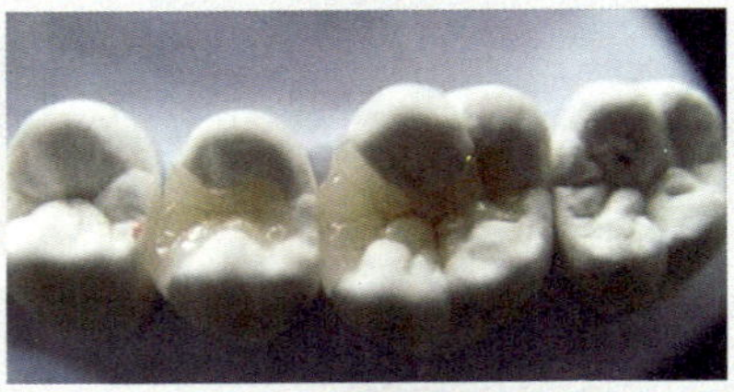

图 1-11-2　后牙瓷嵌体

▼ 实训内容

对工作模型上的人工牙（下颌 6）进行邻𬌗金属嵌体牙体预备，如图 1-11-3 所示。

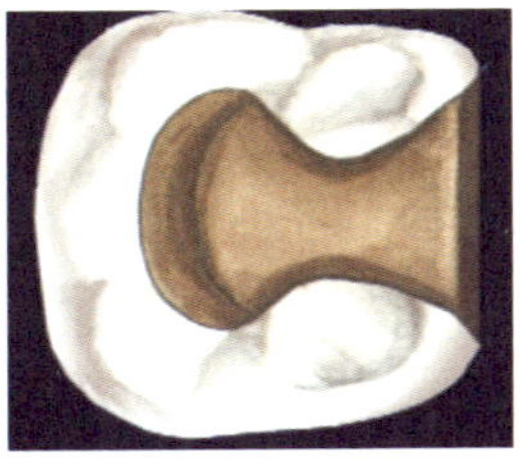

图 1-11-3　后牙邻𬌗金属嵌体牙体预备洞形示意图

▼ 实训准备

1. 器械　打磨机、塑料硬质牙模、各类车针，分离剂。

2. 器材　硬质塑料牙模，各种磨石、裂钻、倒锥钻、单面金刚砂片等，仿真头模、实验牙列模型、涡轮手机、直手机、器械盘，口镜、镊子、牙科探针、气冲、酒精灯、金刚砂车针、700 号短柄裂钻、干棉球、75%酒精溶液、牙胶。

▼ 方法和步骤

洞形制备方法：在硬质塑料牙模上制作。

1. 邻面片切。

（1）操作方法：用金刚砂车针在颌面近中边缘嵴内 1 mm 处，由颌面逐渐向龈端切割，如图 1-11-4 所示。

（2）操作要求：

①片切面应与牙长轴平行或略向牙长轴内聚 2° ~ 5° ，而且表面应光滑，切忌形成肩台和倒凹。

②片切面龈缘可达龈下 0.5 mm，或平齐龈缘，颊舌向要扩展至自洁区。

2. 邻面窝洞预备。

（1）操作方法：用 700 号裂钻于片切面中央，沿牙长轴方向从𬌗缘至片切面龈缘上 1 mm 范围内向远中磨出一条深为 1 mm 的沟，然后向颊、舌侧扩展，形成小箱状洞形，如图 1-11-5 所示。

（2）操作要求：

①颊、舌轴壁应与牙长轴平行或略向外展 2° ~ 5° 。

②髓轴壁应与髓腔外形一致，并与牙长轴平行或略向牙长轴内聚 2° ~ 5° 。

③龈壁应底平且与髓轴壁垂直。

④应向颊舌侧扩展至自洁区。

3. 𬌗面窝洞预备。

（1）操作方法：用 700 号裂钻于小箱状洞形轴壁的𬌗缘向远中磨除至远中边缘嵴内 2 mm 处，深度达牙本质内 1 ~ 2 mm，然后做预防性扩展，包括颌面的点隙、裂、沟等易龋坏的部分，但应避开牙尖。为了防止嵌体水平向脱位，𬌗面窝洞要预备成鸠尾形，如图 1-11-6 所示。

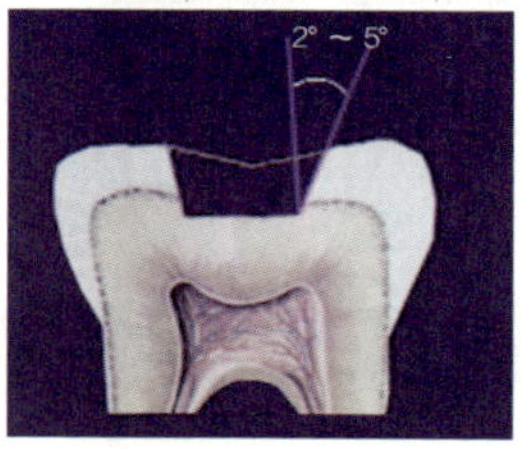

图 1-11-4 邻面片切

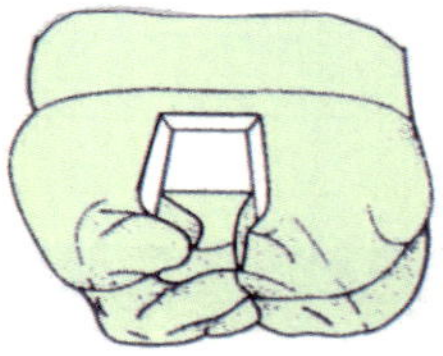

图 1-11-5 邻面窝洞预备

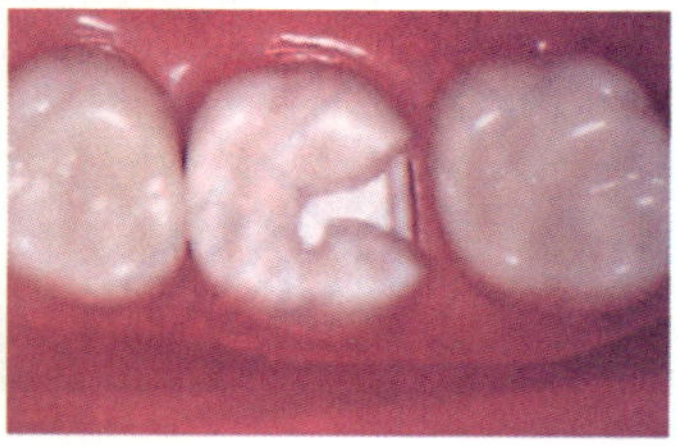

图 1-11-6 颌面窝洞预备

（2）操作要求：

①鸠尾峡部的宽度一般不大于𬌗面颊舌径的 1/3。

②鸠尾最宽处为𬌗面颊舌径的 1/2。

③各轴壁应与牙长轴平行或略向外展 2° ~ 5° 。

④洞深度一般为 2 ~ 3 mm，洞底髓壁要平，且与轴壁相交成 90° 。

⑤窝洞外形弯转处应成圆缓曲线，不能有尖锐的转弯。

⑥点角、线角要清楚。

4. 洞形修整及洞斜面的预备 用金刚砂车针精修窝洞，去除倒凹及无基釉，最后在洞面角处预备成与洞壁成 45° 的洞缘斜面。髓轴角也预备成 45° 的斜面。

▼ 注意事项

1. 支点要稳妥，用力要适当，保护好颊、舌、牙龈等组织不受到意外的损伤。

2. 不损伤邻牙，片切时切忌将金刚砂车针放在两个牙间隙中切磨。车针可作颊舌向移动，但不能作近远中向移动。

3. 要采用间歇磨切手法，以避免产热而损伤牙髓。

4. 注意嵌体洞形与Ⅱ类充填洞形的区别。

嵌体洞形	Ⅱ类充填洞形
洞形无倒凹	洞形有倒凹
洞缘有斜面	洞缘无斜面
邻面可制备片切面、洞形	邻面不可制备片切面
可运用针道等辅助固位	一般不运用辅助固位

5. 后牙邻𬌗嵌体牙体预备容易出现错误的地方：器械握持方法不对、鸠尾过宽、鸠尾过窄、备洞过大致牙体抗力不足、备洞过小致嵌体抗力不足。

▼ 作业

1. 洞固位形鸠尾峡的宽度磨牙一般为颊舌尖宽度的（　　）。

A. 1/5　　B. 1/3　　C. 1/2

D. 2/3　　E. 3/4

2. 有关鸠尾固位形的说法错误的是（　　）。

A. 鸠尾可用于邻𬌗面牙体缺损　　B. 可防止修复体水平脱位

C. 鸠尾峡的宽度为𬌗面宽度的 1/2 或 1/3

D. 预备鸠尾时应尽量保留牙尖的三角嵴

E. 鸠尾峡部过窄易引起牙折

3. 下列不属于嵌体洞形与Ⅱ类充填洞形的区别是（　　）。

A. 轴壁外展 2° ~ 5°　　B. 邻面可做片切形　　C. 备洞时做预防性扩展

D. 有洞缘斜面　　E. 可做邻轴沟

4. 下列不符合金属嵌体牙体预备要求的是（　　）。

A. 洞形深度 ≥ 2 mm　　B. 轴壁应外展 2° ~ 5°　　C. 洞缘斜面呈 6°

D. 洞深者不必强求预备成一致的洞底斜面　　E. 牙体预备结束前应精修点、线角

5. 与银汞合金充填比较，铸造嵌体的优点是（　　）。

A. 机械性能优良　　B. 固位好　　C. 边缘线短

D. 牙体切割少　　E. 制作方便

6. 属于嵌体适应证的是（　　）。

A. 青少年的恒牙和儿童乳牙

B. 牙𬌗面缺损小且表浅

C. 固定桥的基牙已有龋洞或需要放置栓体或栓槽附着体

D. 牙体缺损范围大，残留牙体组织抗力形差，固位不良

E. 对美观及长期效果要求高的前牙缺损年轻患者

7. 嵌体洞壁必须有牙本质支持目的是（　　）。
A. 增加固位力　B. 防龋　C. 增加摩擦力
D. 增加抗力　E. 增加覆盖面积
8. 在嵌体修复的牙体预备中，下列说法正确的是（　　）。
A. 预备洞形应有倒凹　B. 预备洞形的所有轴壁应内聚 2° ～ 5°
C. 洞缘应有斜面　D. 洞缘应无斜面　E. 不可作预防性扩展
9. 患者，女，28 岁，邻殆嵌体戴入 3 个月后，出现冷热刺激痛，最有可能的原因是（　　）。
A. 嵌体咬合过高　B. 急性牙髓炎　C. 继发龋
D. 急性根尖周炎　E. 急性牙周炎

参考答案： 1. B；2. E；3. C；4. C；5. A；6. C；7. D；8. C；9. C

（谢宏新、肖　严）

重点笔记

模块二

口腔颌面外科学

序号	主要内容
1	任务 2.1　口腔颌面外科临床检查
2	任务 2.2　口腔颌面外科门诊病案书写
3	任务 2.3　口腔颌面外科几项基本操作技术
4	任务 2.4　口腔颌面部局部麻醉
5	任务 2.5　牙拔除术的步骤和方法
6	任务 2.6　各类普通牙拔除术
7	任务 2.7　下颌阻生第三磨牙拔除术
8	任务 2.8　牙槽外科手术（牙槽骨修整术）
9	任务 2.9　急性下颌智齿冠周炎病例诊治及口内脓肿切开引流术
10	任务 2.10　颌面部间隙感染病例诊治及脓肿口外切开引流术
11	任务 2.11　牙及牙槽骨损伤的诊断与处理
12	任务 2.12　颌骨骨折诊断与处理
13	任务 2.13　口腔颌面部肿瘤
14	任务 2.14　唾液腺疾病的诊治
15	任务 2.15　颞下颌关节疾病
16	任务 2.16　神经疾患

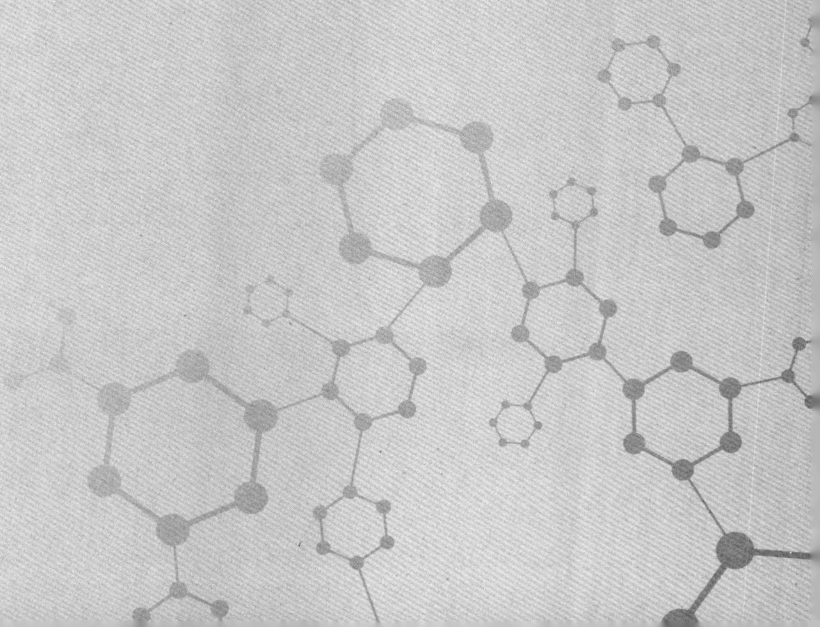

任务 2.1　口腔颌面外科临床检查

实训目标

1. 初步掌握口腔、颌面部、颞下颌关节及唾液腺的检查方法和正确的描述方法。
2. 初步掌握病历书写的基本格式。

▼　实训内容

1. 教师示教口腔颌面外科临床检查方法。
2. 学生相互行口腔、颌面部等检查。

▼　实训准备

教科书、器械盘、口镜、镊子、探针、直尺、橡皮手套或指套、电筒、额镜、扩鼻器和听诊器等，如图 2-1-1 所示。

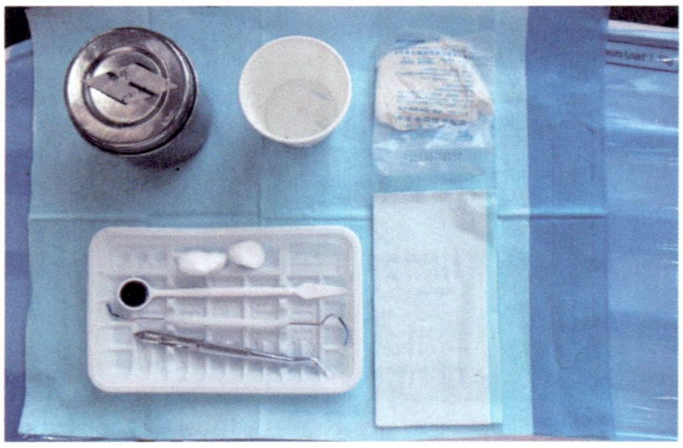

图 2-1-1　常见手术器械

▼　方法和步骤

医师体位：医师坐在医师椅位上，在患者的右侧或右前方，或站在患者的右前方。医师的视线高于患者口腔位置 20° ~ 45° ，以能看清患者口腔为宜。

患者体位：患者取半卧位，调节好合适的头靠位置、椅位高度及调整好灯光投射，使患者张口时下颌平面与地面平行，上颌平面与地面成 45° ~ 60° 。

1. 口腔检查。

（1）口腔前庭检查：取正确的医患体位，用口镜、指套依次检查唇颊黏膜、唇颊侧牙龈、唇颊沟及唇颊系带情况。注意有无颜色异常、瘘管、溃疡或新生物，腮腺导管口有无红肿、溢脓等，如图 2-1-2 所示。

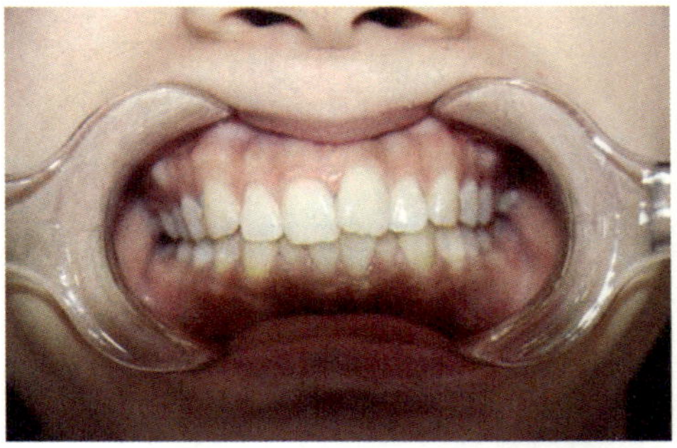

图 2-1-2 口腔前庭检查

（2）牙及关系检查：

①牙：用口镜、镊子、探针以探诊和叩诊的方法检查牙体硬组织、牙周和根尖周等情况，是否有损坏、缺损、探痛及牙松动等，以及有无缺牙或多生牙、畸形牙。

②咬合关系：参照口腔正畸科检查，区别正常𬌗和错𬌗。

③张口度：用直尺测量上、下中切牙切缘间的垂直张口度。

④𬌗平面：以口镜柄置于患者双侧后牙（第一磨牙）间咬住，观察其与𬌗平面是否平行。

（3）固有口腔及口咽检查（图 2-1-3）：借助口镜依次检查舌、腭、口咽、口底及舌腭侧牙龈等部位的颜色、质地、形态和大小，注意有无充血、肿胀、溃疡、新生物和缺损畸形；注意舌质和舌苔的变化；观察舌、软腭、舌腭弓、咽腭弓的形态、运动，有无肌肉瘫痪。必要时还应检查舌的味觉功能。在检查口底时应注意舌系带和颌下腺导管开口的情况，用双合诊的方法检查唇、舌、颊及口底、舌下腺、下颌下腺（见唾液腺的检查）是否存在异常肿块。

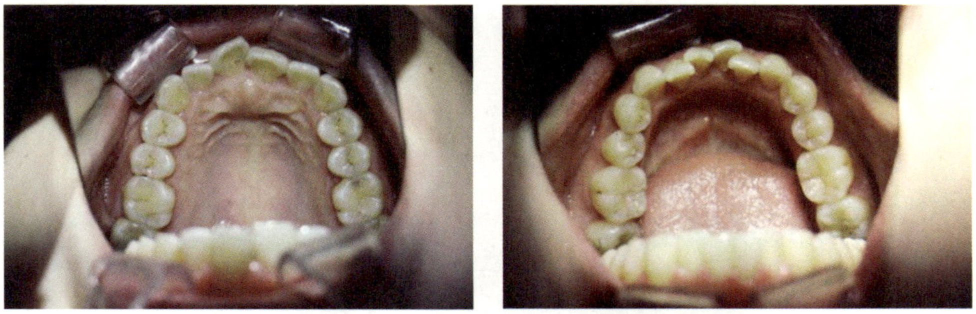

图 2-1-3 固有口腔及口咽检查

2. 颌面部检查。

医师体位：医师坐在患者的正前方，或取站位。

患者体位：患者于医师的正前方取端坐位。

（1）表情与意识神态检查：根据面部表情变化，判断是口腔颌面外科疾病的表现，还是全身疾病的反映。同时可了解患者的意识状态、体质和病情轻重。

（2）颌面部外形与色泽检查：观察与比较颌面部的外形、左右是否对称，比例是否协调，有无突出和凹陷，如图 2-1-4。皮肤的色泽、质地和弹性变化，有无异常的肿胀和肿块，左右面部表情是否对称协调等。

（3）面部器官检查：观察眼、耳和鼻等情况。如用尺或目测瞳孔大小，用尺测量瞳孔是否位于同一平面，用电筒测对光反射是否存在等，观察眼球的上下左右运动、视力及有无复视等；分别用额镜及扩鼻镜检查耳、鼻是否有液体渗出，畸形及缺损等。

（4）病变的部位和性质：病变的部位、大小、范围、深度、形态及有无移动度、触痛、波动感、搏动、捻发音等体征，另外还需进行面部左右对称部位的棉丝拂诊试验及“扳机点”检查。

（5）语音及听诊检查：检查有无病理语音，舌根部肿块的含橄榄语音、蔓状血管瘤的吹风样杂音，颞下颌关节的弹响等。

3. 颈部检查。

（1）一般检查：注意观察颈部的外形、色泽、轮廓、活动度，是否有肿胀、畸形、斜颈、溃疡及瘘管。

（2）淋巴结检查：

①明确淋巴结扪诊的重要性，了解淋巴结的引流解剖区，如图 2-1-5 所示。

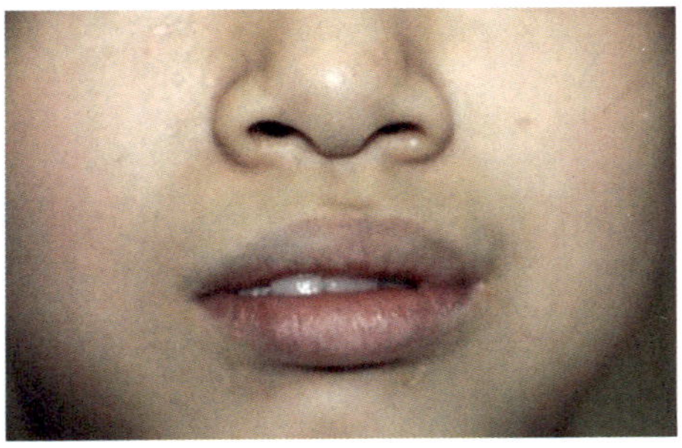

图 2-1-4　颌面部检查

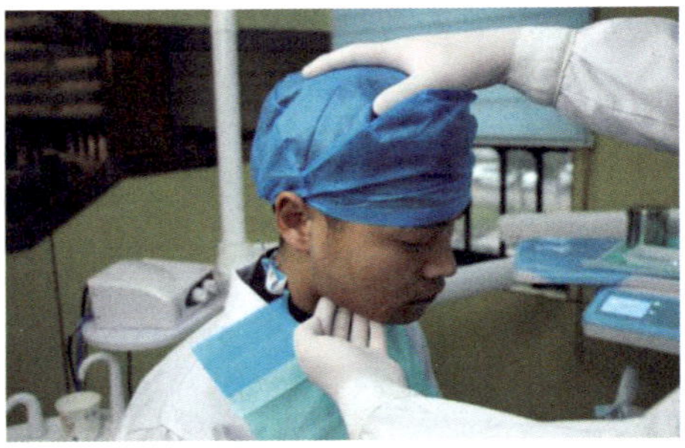

图 2-1-5　颈部淋巴结检查

②扪诊应轻柔，医师可站在患者的右前方或右后方。

③扪诊顺序：环行链淋巴结包括枕部、耳后、耳前、腮腺、面颊部、下颌下、颏下。纵行链淋巴结包括颈深上、中、下淋巴结以及脊副淋巴结和锁骨上淋巴结。

④扪诊时注意使患者肌肉放松，如检查下颌下三角时嘱患者低头偏向患侧，以示指、中指轻扪下颌下区，如检查颈深淋巴结群时应请患者头偏转向患侧，以示指、中指及无名指置于胸锁乳突肌前缘，向后及深部触摸，自上而下仔细检查。

⑤记录各区淋巴结的数目、大小、性质硬度、活动度等情况。

4. 颞下颌关节检查　医师与患者的体位同颌面部检查。

以两手小指伸入外耳道内，向前方触诊，以两手拇指分别置于两侧耳屏前关节外侧，嘱患者作张闭口运动，检查髁状突的动度及有无弹响摩擦音等；各关节区及咀嚼肌群是否有压痛；张口度及侧向运动度；另外还需检查面部左右是否对称、下颌骨各部位是否有畸形，上、下颌中线及切牙中线是否居中，下颌运动是否偏斜及验关系是否良好。

5. 唾液腺检查　医师与患者的体位同颌面部检查。

腮腺触诊一般以示指、中指、无名指 3 指平触为宜，忌用手指提拉触摸；下颌下腺及舌下腺的触诊则常用双合诊法检查。另外还需检查各腺体的大小、形态，有无肿块；口内的导管有无充血、肿块、变硬，有无结石。以示指、中指、无名指 3 指平触并由后向前检查腮腺及下颌下腺的分泌液情况等。

6. 简述门诊病史及病房病史书写的格式与要求。

（1）门诊病史：初诊病史通常由主诉病史、检查、诊断、处理、建议和治疗计划、签名 7 部分构成。

（2）病房病史：通常由一般记录、主诉、现病史、既往史、个人史、生长发育史、月经史、生育史、家族史、体格检查（全身检查与专科检查）记录实验室及影像学等检查结果、诊断、治疗计划和签名等部分构成。

▼ 思维导图

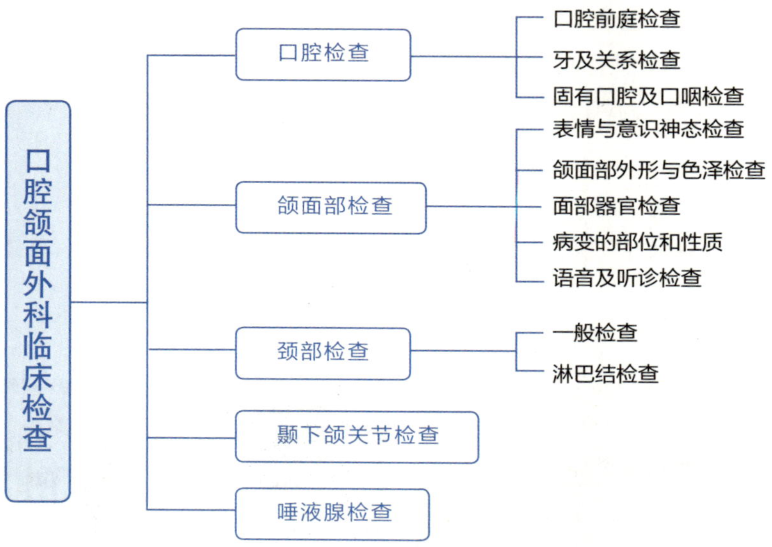

▼ 实训评分

评分内容			分值	得分	合计
评分标准（100 分）	口腔检查	调节椅位及灯管	10 分		
		检查方法的准确性	20 分		
	颌面部检查	检查方法的准确性	30 分		
	颈部检查	检查方法的准确性	20 分		
	颞下颌关节检查	检查方法的准确性	10 分		
	唾液腺检查	检查方法的准确性	10 分		

▼ 作业

1. 口腔颌面外科临床检查的基本内容有哪些？
2. 试述淋巴扪诊检查的基本顺序。
3. 触诊检查淋巴结应检查的内容不包括（　　）。
   A. 淋巴结的部位　　B. 淋巴结的大小　　C. 淋巴结的数目
   D. 淋巴结的活动度　　E. 淋巴结的主要功能
4. 下列关于口腔颌面部淋巴结的检查叙述中，不恰当的是（　　）。
   A. 检查时患者取坐位，头稍低，略偏向非检查侧
   B. 检查应按一定顺序，由浅入深，滑动触诊
   C. 检查时患者取坐位，检查者应站在其右方

D. 可检查淋巴结所在的部位、大小、数目、硬度等

E. 检查的一般顺序为枕部、耳后、耳前、腮腺、颊、颌下、颏下

5. 下列有关颞下颌关节检查不包括（　　）。

A. 外形与关节动度检查　B. 咀嚼肌检查　C. 下颌运动检查

D. 胸锁乳突肌检查　E. 颌关系检查

参考答案： 3. E；4. A；5. D

（朱　星）

重点笔记

任务 2.2　口腔颌面外科门诊病案书写

实训目标

1. 掌握口腔颌面外科门诊病案的书写。
2. 掌握门诊病案必需项目及撰写的基本要求。

▼ 实训内容

1. 教师示教门诊口腔颌面外科病人的询问和体检。
2. 学生记录，并完成门诊病案。

▼ 实训准备

教科书、器械盘、口镜、镊子、探针、直尺、橡胶检查手套、手电筒、额镜、扩鼻器和听诊器等。

▼ 方法和步骤

选择患口腔颌面外科常见病的门诊病人一名，由带教老师询问和体检，学生记录并写一份门诊病案。

1. 门诊病案必需项目。

（1）填写门诊病案封面项目：姓名、性别、年龄、婚姻状况、职业、出生地、民族（国籍）、居住地址和电话、工作单位与电话、过敏药物名称、就诊日期和科别。

（2）完整门诊病史应包括的内容：主诉、病史、体格检查、实验室检查和特殊（影像学）检查、初步诊断、处理意见、医师完整的签名等。

2. 撰写的基本要求　由带教老师示教询问和体检，学生记录并写一份门诊病案。

（1）初诊病史

①主诉：本次就诊的主要问题。内容应精简扼要，一般应包括时间、症状、部位及疾病罹患程度。

②病史：突出主诉、发病过程、相关阳性症状及有鉴别诊断价值的阴性症状。

③体格检查：以口腔颌面部检查为主，见任务 2.1。如有全身性疾病，应做必要的体检和记录，如血压、体温测量和记录等。

④实验室检查和特殊（影像学）检查：摘录以往和近期与本次就诊有关系的实验室检查和特殊（影像学）检查结果。

⑤初步诊断：按主次排列、完整全面诊断。

⑥处理意见和治疗：进一步检查的项目；治疗（含用药）；会诊申请或建议；其他医疗性嘱咐；病休医嘱。

⑦医师签名：实习生应有上级医师签名，以示负责。

（2）复诊病史

复诊病史的必需项目与撰写要求原则上与初诊病史一致。同一疾病相隔 3 个月以上复诊者原则上按初诊病员处理，但可简化。

一般复诊病史应写明：①经上次处理后，患者的症状、体征、病情变化及疗效；②初诊时各项实验室或特殊检查结果是否有变化；③新出现的症状或体征；④补充诊断、修正诊断或维持原诊断；⑤根据新近情况提出进一步的诊疗意见；⑥医师签名。

对于诊断已十分明确，治疗已相对固定，病情已基本稳定的慢性病患者，复诊病史内容包括：①以前已明确的主要诊断；②本次就诊的主要临床情况，简述重要的实验室或特殊检查结果；③处方记录；④医师签名。

▼ 思维导图

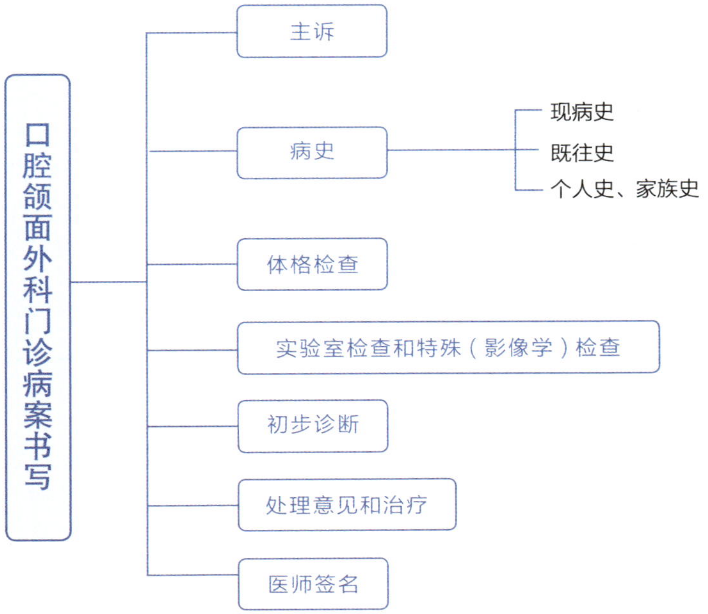

实训评分

选择患口腔颌面外科常见病的门诊病人一名，由带教老师询问和体检，学生记录并写一份门诊病案。评定学生书写口腔颌面外科门诊病案的质量。

评分内容		分值	得分	合计
评分标准（100 分）	主诉	15 分		
	病史	25 分		
	体格检查	20 分		
	实验室检查和特殊（影像学）检查	10 分		
	初步诊断	14 分		
	处理意见及治疗	14 分		
	签名	2 分		

作业

1. 标准的口腔颌面外科门诊病史记录应包含哪些内容？写出正确的格式。
2. 患者就诊要求解决的主要问题属于（　　）。

A. 主诉　　B. 病史　　C. 体格检查
D. 初步诊断　　E. 医师签名

参考答案：2. A

（朱　星）

重点笔记

任务 2.3　口腔颌面外科几项基本操作技术

实训目标

1. 初步掌握头面颈部消毒铺巾法，基本包扎技术，常用手术器械识别及其使用方法，切开、缝合、打结及拆线方法。

2. 掌握门诊病案必需项目及撰写的基本要求。

▼ 实训内容

1. 口腔颌面部消毒铺巾技术，包括消毒方法、范围，铺巾法（包头法、手术野铺巾法）。

2. 头面部基本包扎技术包括十字交叉法和单眼包扎法。

3. 几种基本手术操作技术包括辨认常用手术器械、切开（Z 形切开）、缝合（Z 形瓣交叉缝合）、打结及拆线。

▼ 实训准备

11 号尖刀、刀柄、组织剪、线剪、血管钳、持针器、皮钳、铺巾钳、三角针、圆针、缝线、海绵、卵圆钳、苯扎溴铵棉球、酒精棉球、消毒巾、绷带。

▼ 方法和步骤

1. 消毒铺巾　由带教老师分别对两名学生进行示教后，学生 2 ～ 3 人一组互相实习。

（1）消毒方法：以苯扎溴铵棉球从术区中心开始，逐步向四周环绕涂布，但感染创口相反，如图 2-3-1 所示。涂布时不可留有空白区，并避免药液流入呼吸道、眼内及耳道内。同一术区应消毒 3 ～ 4 遍。

（2）消毒范围：头颈部手术消毒范围应至少达术区外 10 cm，四肢、躯干则需扩大到 20 cm，以保证有足够的安全范围。

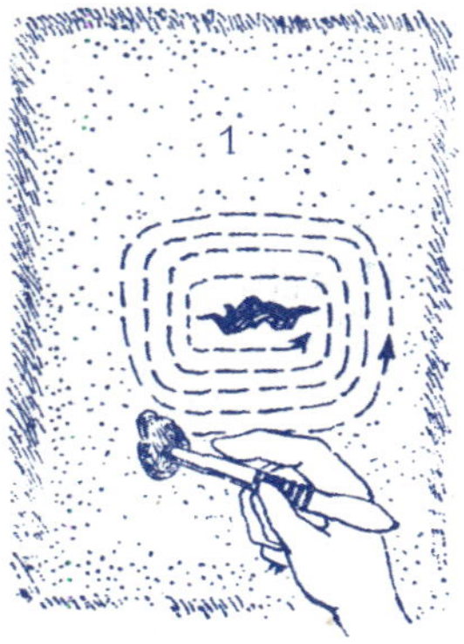

（a）感染创口的皮肤消毒

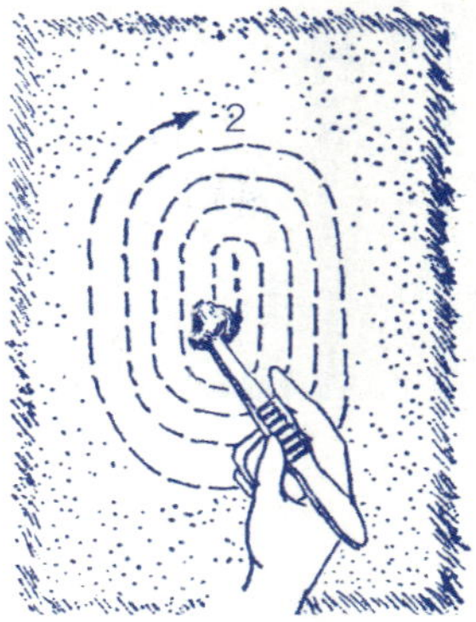

（b）清洁手术的皮肤消毒

图 2-3-1　消毒方法

（3）消毒巾铺置法：

1）包头法：患者主动或被动抬头，将两块重叠的消毒巾置于头颈下手术台上。头部放下后，将上层消毒巾分别自两侧耳前或耳后向中央包绕，使头和面上部均包于消毒巾内并以巾钳固定，如图 2-3-2 所示。

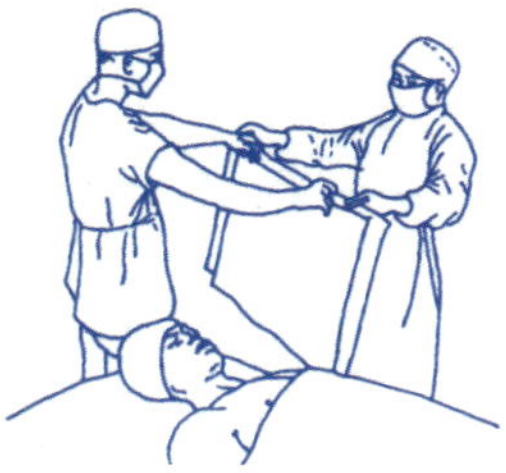

（a）

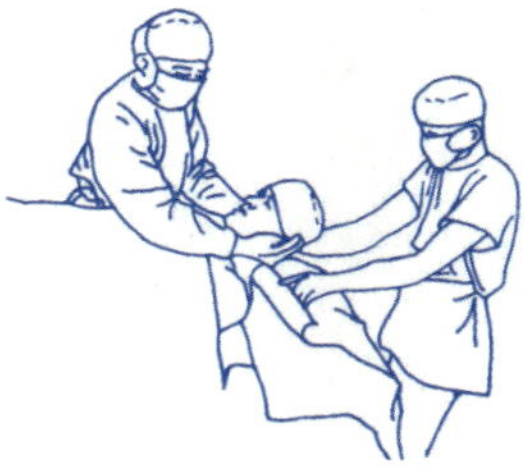

（b）

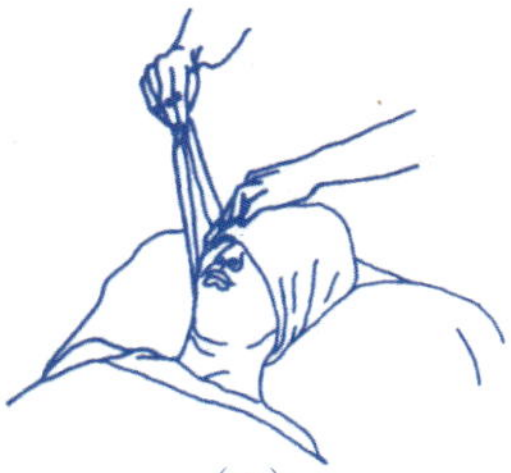

（c）

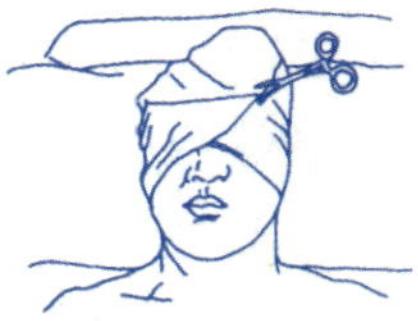

（d）

图 2-3-2　包头法

2）手术野铺巾法。

①孔巾铺置法：将孔巾的孔部对准术区而将头面部遮盖，以巾钳固定，此法适用于门诊小手术，如图 2-3-3（a）所示。

②三角形手术野铺巾法：用 3 块消毒巾分别铺置，呈三角形遮盖术区周围皮肤，以巾钳固定。此法适用于口腔、鼻、唇及颊部手术，如图 2-3-3（b）所示。

③四边形手术野铺巾法：以 4 块消毒巾分别铺置，呈四边形遮盖术区周围皮肤，以巾钳或缝线法固定。此法适用于腮腺区、下颌下区、颈部及涉及多部位的大型手术，如图 2-3-3（c）所示。

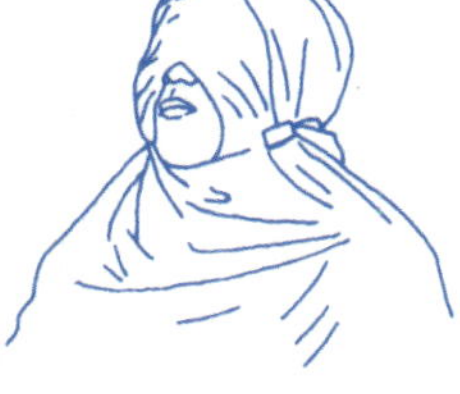

（a）孔巾铺置法

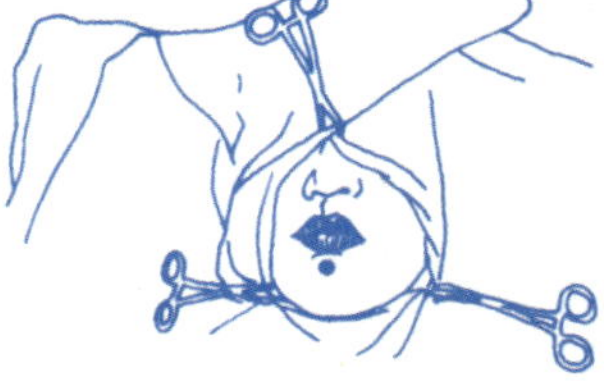

（b）三角形手术野铺巾法

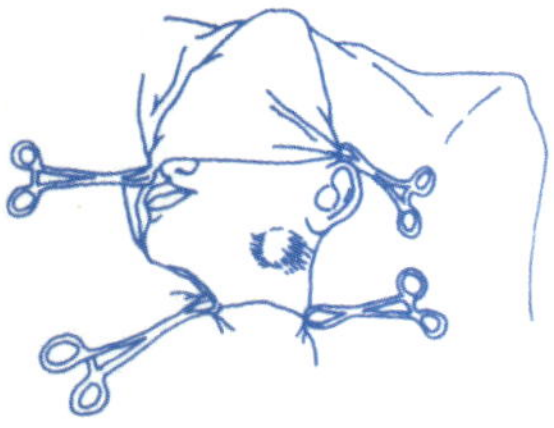

（c）四边形手术野铺巾法

图 2-3-3　手术野铺巾法

2. 头面部基本包扎技术　由带教老师分别对两名学生进行示教后，学生 2 ~ 3 人一组互相实习。

（1）十字交叉法：用绷带先由额至枕部环绕一周，继而反折，经一侧耳前腮腺区向下，经颌下、颏部至对侧耳后向上，复至同侧耳前；绕下颌下及颏部至对侧耳前，向上经顶部，向下至同侧耳后，再绕下颌下、颏部至对侧耳后。如此反复缠绕，最后再如前作额枕部环绕，以防绷带滑脱，止端或打结，或以胶布固定，如图 2-3-4 所示。

（2）单眼包扎法：于鼻根健侧先置一上下斜行的短绷带或纱布条，并在患侧耳周垫以棉垫或纱布，以免包扎时压迫耳廓。绷带自额部开始，先绕额周两圈，继而斜经头后绕至患侧耳下并斜行向上经同侧颊部，眶下至鼻背、健侧眶上，如此环绕数周，每周必须覆盖前一层绷带的 1/3 ~ 1/2，直至包妥为止，止端以胶布固定，将留置的短绷带或纱布条打结收紧置于眼眶上，以免压迫健侧眼球，以暴露健眼，如图 2-3-5 所示。

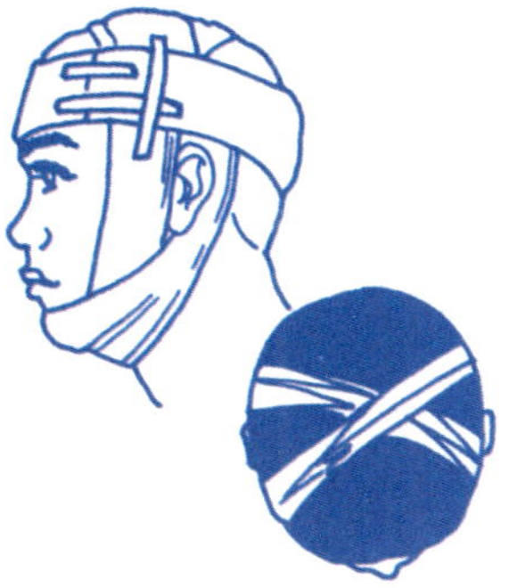

图 2-3-4　十字交叉法

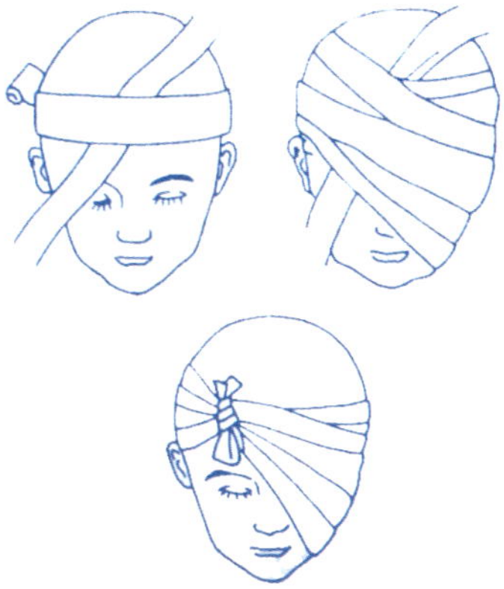

图 2-3-5　单眼包扎法

3. 基本手术操作。

（1）正确辨认常用的手术器械（图 2-3-6），掌握正确的使用方法，注意手术刀片的拆、装及握法。

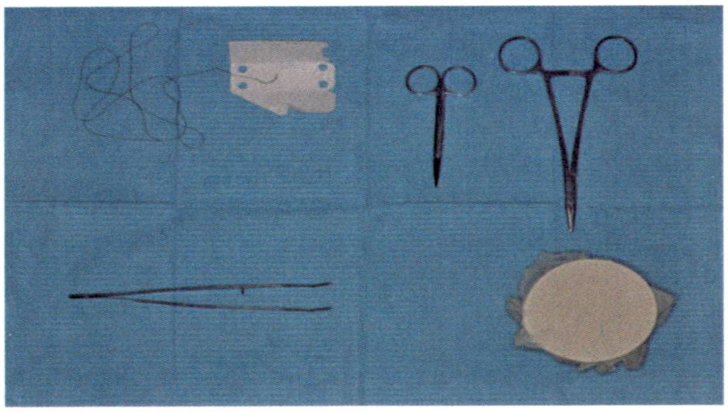

图 2-3-6　常用的手术器械

（2）带教老师在示教海绵标本上切开、缝合、打结及拆线后，每位同学再进行操作。

①切开［图 2-3-7（a）］：切开时，皮肤用手绷紧或固定，注意手术刀与组织面垂直、准确、整齐、深度一致地一次切开。可进行垂直切开和 Z 形切开。

②缝合［图 2-3-7（b）］：垂直切口缝合两侧组织应该等量、等宽。进针时针尖与皮肤垂直，深度两侧相同，或海绵标本上间距略小于海绵标本下间距，才能使创面轻度外翻，达到满意效果。Z 形切口经 Z 形瓣交叉后缝合。

③打结［图 2-3-7（c）］：示教单手打结法和钳式打结法，要求外科结，且每个结均为顺结。

④拆线：拆线前应用碘酊或酒精消毒，拆线时一手以平镊将线头提起，在一端紧贴皮肤处剪断，然后向被剪断侧拉出，拆线完毕后，创口可涂以 2% 红汞。

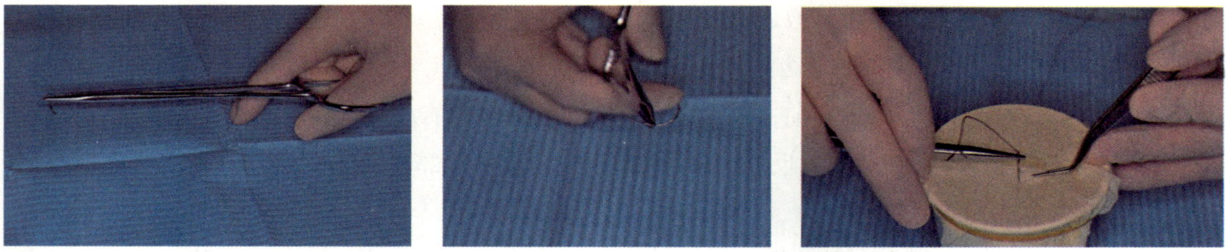

（a）切开　（b）缝合　（c）打结

图 2-3-7　海绵标本上的操作方法

注意：a. 如伤口有张力，可延缓几天拆线，或间隔拆线，拆线后可用蝶形胶布牵拉减张，示教蝶形胶布制作法和使用要点。b. 拆线时切忌在缝线的任何地方剪断后拉出，这样有将感染带入深层组织的可能。另外，如向非剪断侧拉出线头，则有使创口裂开的危险。

▼ 实训评分

评定学生对几项基本技术的操作熟练程度。

评分内容		分值	得分	合计
评分标准（100 分）	1. 消毒铺巾：			
	消毒操作	10 分		
	消毒范围	10 分		
	铺巾（包头法）	10 分		
	铺巾（手术野铺巾法）	10 分		
	2. 头面部基本包扎技术：			
	十字交叉法	20 分		
	单眼包扎法	20 分		
	3. 基本手术操作：			
	缝合的结果	20 分		

▼ 作业

1. （　　）主要用于结扎血管和缝合，是重要的基本功，也是最基本的技术操作之一。
   A. 组织分离技术　B. 打结　C. 缝合
   D. 止血　E. 组织切开
2. 缝合时造成创缘内卷的最主要原因可能是（　　）。
   A. 打结过紧　B. 进针过深　C. 打结过松
   D. 两侧进出针间距大于皮下间距　E. 两侧进出针间距小于皮下间距
3. 面部的无菌创口一般可早期拆线，由于面部血液循环丰富，生长力强，拆线的时间是(　　)。
   A. 术后 2 天　B. 术后 5 天　C. 术后 10 天
   D. 术后 14 天　E. 术后 20 天

参考答案：1. B；2. D；3. B

（朱　星）

任务 2.4　口腔颌面部局部麻醉

实训目标

1. 熟悉口腔各种局部麻醉的方法和步骤。
2. 初步掌握下牙槽神经阻滞麻醉。

实训内容

1. 局部麻醉的方法与步骤。
2. 上牙槽后神经、下牙槽神经阻滞麻醉操作。

实训准备

头颅标本、局麻必备的药品及器械，如图 2-4-1 所示。

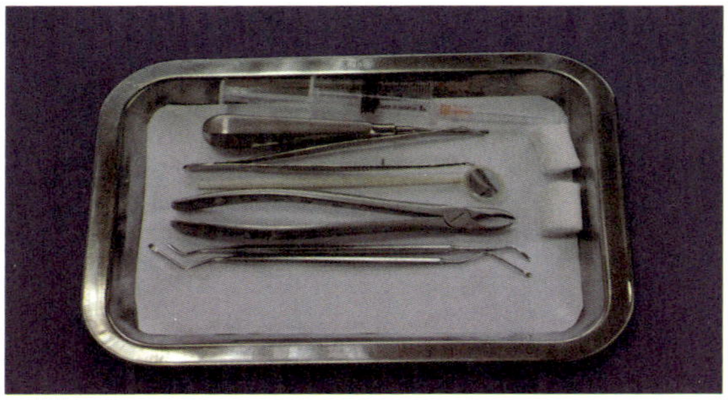

图 2-4-1　局部麻醉的器械

方法和步骤

1. 局部麻醉方法和步骤。

（1）局部麻醉前的准备工作：

①接待病员。

②收看病卡及核对姓名、年龄和麻醉的牙位，核对有无全身禁忌证，有无过敏史。

③调节头位、椅位、灯光，麻醉上颌牙时，一般上颌平面与地平面呈 45°；麻醉下颌牙时，病人大张口，下颌平面与地平面平行。椅位高度调节至术者的肘关节水平。

④请病人漱口。

⑤铺小方巾。

⑥关掉灯光。

⑦自行或请护士准备好麻醉药物及器械，将器械放在无菌托盘内。

⑧术者指甲过长者先行修剪，手指上不可戴戒指及涂指甲油。

⑨卷起衣袖至腕关节上约 5 cm，脱下手表，洗刷泡手，或戴上无菌手套。

（2）局部麻醉的操作步骤：

①请护士协助打开灯。

②请病人张口，再次核对需麻醉的牙位。

③核对麻醉药物，确定麻醉方法，检查注射针头质量及麻醉药物是否含有杂质，或变色。

④用干棉球或纱布揩干注射部位，然后用 1% 的碘酊消毒进针部位。

⑤按正确的麻醉方法注射麻醉药物，注射前应排除针筒内的气泡。进针后在回抽无血的情况下边注射边观察病人面色，注射速度应缓慢，不宜太快。

⑥注射完毕，请护士关灯，并立即询问病人是否有不适。等待麻醉显效，并应随时注意观察病人有无晕厥等麻醉并发症，如出现晕厥等麻醉不良反应立即放平椅位，松解衣领，并施行其他的抢救措施。

⑦麻醉显效检查：刺激病人的牙龈无疼痛感或下唇舌体有麻木感。

2. 各类局部麻醉基本方法。

（1）上牙槽后神经阻滞麻醉：

①麻醉前术者首先要了解病人有无出血性疾病和麻醉药过敏史；选用 5 mL 注射器抽好麻醉药液 2 ~ 3 mL，针头长 4 ~ 5 cm，保证药液抽取准确无误。

②患者（仿真模型）取坐位，头微后仰，上颌牙列与地平面成 45° ，半张口，调节好灯光。

③准确选择并确定注射点是本次麻醉成功的关键。一般以上颌第二磨牙远中颊侧根部口腔黏膜皱褶处为进针点。对于第二磨牙未萌出的儿童则以上颌第一磨牙远中颊侧根部口腔前庭黏膜皱褶处为进针点；对上颌磨牙脱落的老年人应以颧牙槽嵴为标志，选择时可用手指扪住牙槽嵴，拇指置于颧骨下角和上颌骨颧突形成的交角处，此处即为注射点。

④先在注射点区的口腔黏膜处用 1% 碘酊或碘伏按规定消毒，然后用口镜拉开颊部软组织暴露注射点，让注射器的针尖对着骨面，针管与同侧上后牙长轴成 40° ，向上、向后、向内刺入。进针过程中，务必将针尖沿着上颌结节外后面的弧形表面滑动，向上后内方向进针，深度约为 15 ~ 16 mm，如图 2-4-2 所示。

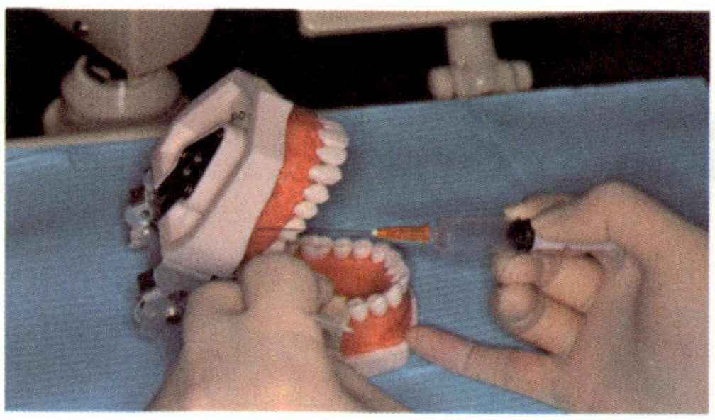

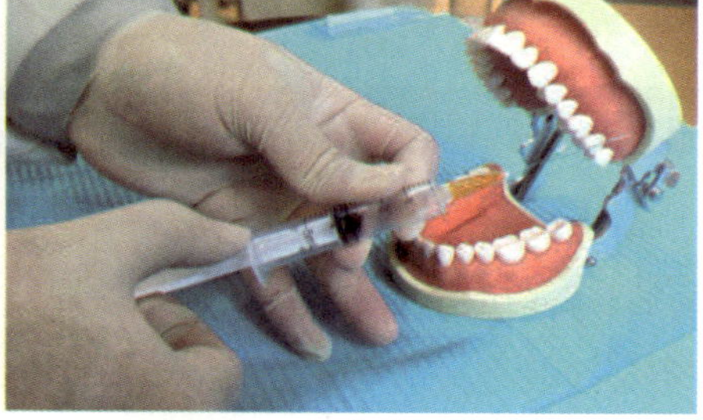

图 2-4-2　上牙槽后神经阻滞麻醉方法

⑤回抽无血时方可注射麻醉药，剂量为 1.5 ~ 2 mL。

⑥麻醉效果：如果上牙槽后神经阻滞麻醉成功，那么注射点同侧除第一磨牙的近中根外的同侧磨牙的牙髓、牙周膜、牙槽骨及其颊侧的黏骨膜和牙龈黏膜的感觉和痛觉消失。上牙槽结构示意图如图 2-4-3 所示。

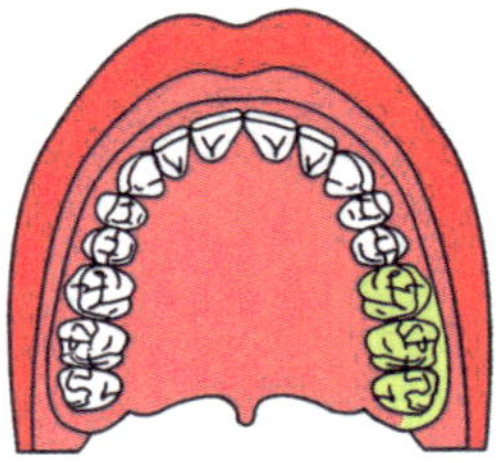

图 2-4-3　上牙槽结构示意图

（2）下牙槽神经阻滞麻醉：

①让患者（仿真模型）头微后仰、大张口，让下颌牙列与地平面平行。

②用 1% 碘酊或碘伏给注射点区的口腔黏膜消毒，以颊脂垫尖或上、下颌牙槽嵴相距的中点线上与翼下颌皱襞外侧 3 ~ 4 mm 的交点作为进针点，将注射器放在对侧口角，即第一、第二前磨牙之间，与中线成 45°，让注射针高于下颌牙面 1 cm，并与之平行。按此标志点进针 2 ~ 2.5 cm，可感觉抵达下颌骨骨面的下牙槽神经沟，如图 2-4-4 所示。

③回抽无血时即可注射醉药，剂量为 1 ~ 1.5 mL。

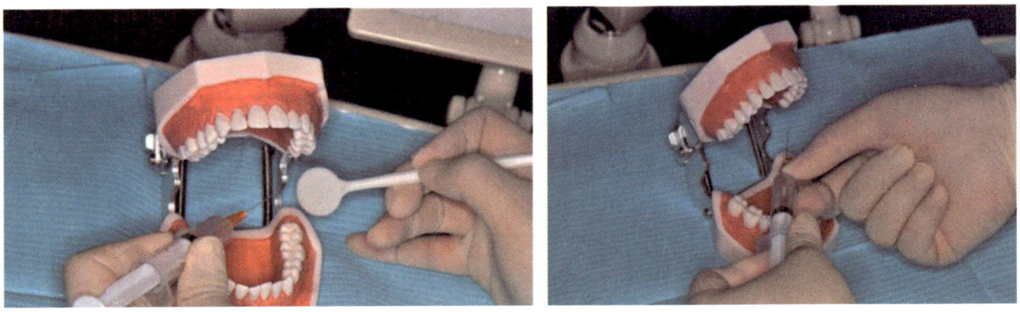

图 2-4-4　下牙槽神经阻滞麻醉方法

④麻醉效果：如果下牙槽神经阻滞麻醉成功则注射点同侧下颌骨、下颌牙牙周膜，双尖牙到中切牙颊侧的牙龈、黏骨膜以及下唇这一区域内感觉和痛觉消失。

（3）舌神经麻醉：用下牙槽神经阻滞麻醉口内法注射后，将注射针退回 1 cm，此时注射麻药 0.5 ~ 1 mL 即可麻醉舌神经。

麻醉范围：同侧舌侧牙龈、黏骨膜、口底黏膜及舌前 2/3。

（4）颊神经麻醉：用下牙槽神经阻滞麻醉口内法注射后，将注射针退回 2 cm，此时注射麻药 0.5 ~ 1 mL 即可麻醉颊神经。

麻醉范围：同侧下颌第二前磨牙及磨牙颊侧牙龈、黏骨膜、颊部黏膜、颊肌和皮肤，如图 2-4-5 所示。

注意事项：消毒要严格避免翼下颌间隙的感染。

（5）鼻腭神经阻滞麻醉：注射时，患者取坐位，头后仰，大张口，针尖从侧面刺入腭乳头的基底部，然后将注射器摆到中线，使注射器与中切牙长轴平行，进入切牙孔，深度达 0.5 cm。推注药物 0.3 ~ 0.5 mL，如图 2-4-6 所示。

麻醉区域：两侧尖牙腭侧连线前方的牙龈、腭侧黏骨膜和牙槽突，如图 2-4-7 所示。

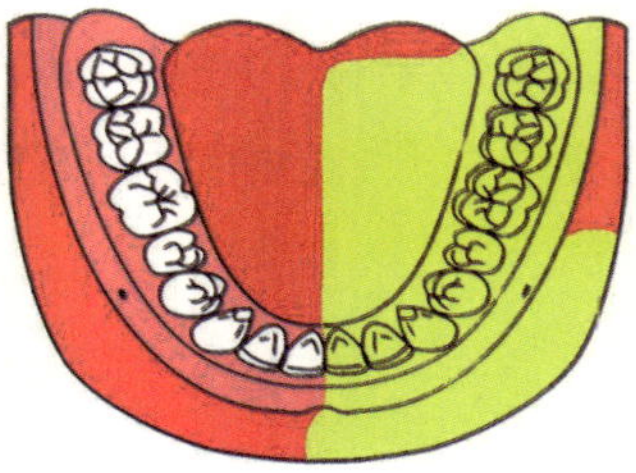

图 2-4-5　颊神经麻醉范围

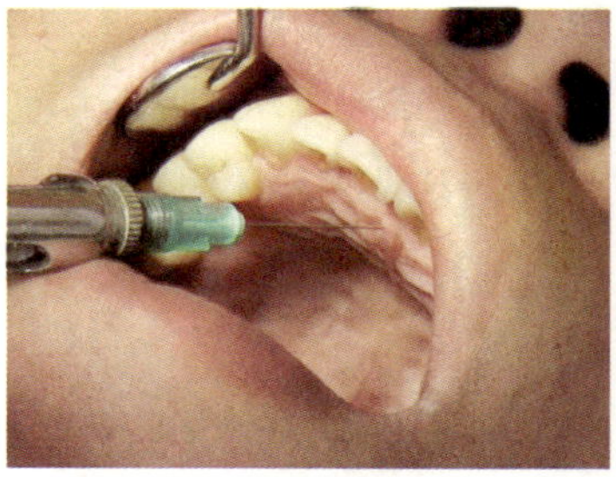

图 2-4-6　鼻腭神经阻滞麻醉方法

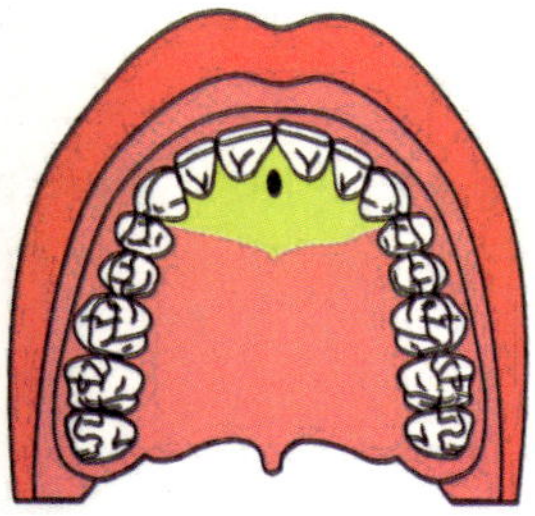

图 2-4-7　鼻腭神经的麻醉区域

（6）腭前神经阻滞麻醉：注射针从对侧下颌尖牙与第一前磨牙之间，向后、向上、向外方向进针，刺入腭黏膜，直达骨面，然后注射药物 0.5 mL，如图 2-4-8 所示。

麻醉区域：同侧磨牙、前磨牙腭侧的黏骨膜、牙龈及牙槽突等组织，如图 2-4-9 所示。

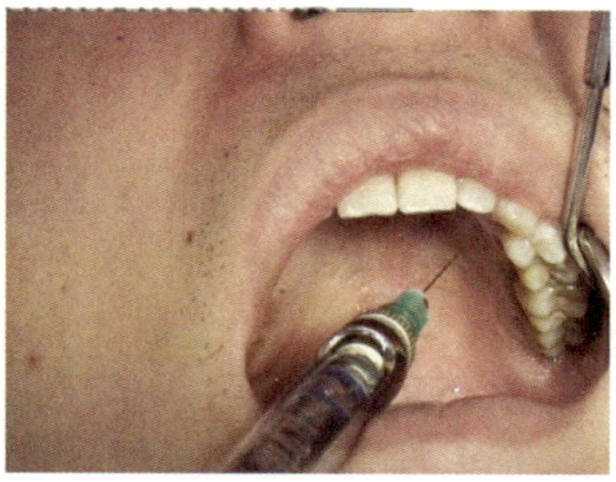

图 2-4-8　腭前神经阻滞麻醉方法

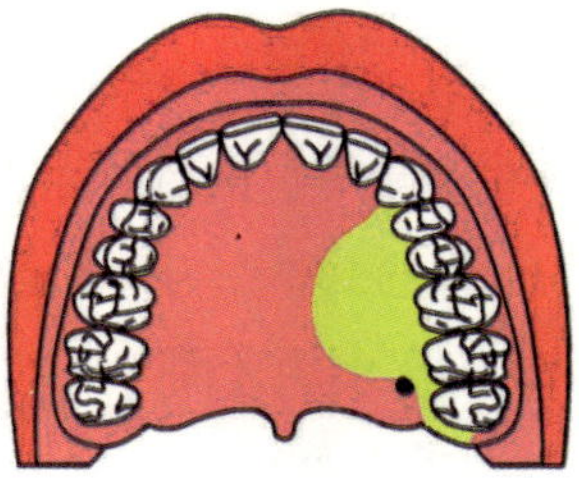

图 2-4-9　腭前神经的麻醉区域

▼ 思维导图

- 口腔局部麻醉
  - 上牙槽后神经阻滞麻醉
  - 下牙槽神经阻滞麻醉
    - 注射点：颊脂垫尖或上、下颌牙槽嵴相距的中点线上与翼下颌皱襞外侧 3 ~ 4 mm 的交点
    - 注射方向：将注射器放在对侧口角，即第一、第二前磨牙之间，与中线成 45°
    - 进针深度：进针 2 ~ 2.5 cm，可感觉抵达下颌骨骨面的下牙槽神经沟
    - 注射细节：回抽无血即可注射
    - 注射剂量：1 ~ 1.5 mL
  - 舌神经麻醉
  - 颊神经麻醉
  - 鼻腭神经麻醉
  - 腭前神经麻醉

▼ 实训评分

评分内容		分值	得分	合计
评分标准（100 分）	调节椅位及灯光	10 分		
	漱口	5 分		
	铺巾	5 分		
	麻药及器械准备	10 分		
	洗手和戴手套	5 分		
	消毒	5 分		
	排空针内气泡	5 分		
	进针点	10 分		
	进针角度	10 分		
	进针深度	10 分		
	回抽	5 分		
	注射	10 分		
	麻醉效果	10 分		

▼ 作业

1. 基本口腔局部麻醉前的准备工作有哪些？

2. 试述下牙槽神经阻滞麻醉的基本方法和步骤。

3. 下唇麻木是（　　）组织麻醉注射成功的标志。

A. 上牙槽后神经阻滞麻醉　　B. 眶下神经阻滞麻醉

C. 腭前神经阻滞麻醉　　D. 鼻腭神经阻滞麻醉

E. 下牙槽神经阻滞麻醉

4. 在行下牙槽神经麻醉口内注射后，将注射针退出（　　）可行舌神经阻滞麻醉。

A. 0.1 cm　　B. 0.5 cm　　C. 1.0 cm

D. 1.5 cm　　E. 2.0 cm

5. 行口内注射行下牙槽神经阻滞麻醉后，针尖退至肌层、黏膜下时注射麻醉药可同时麻醉（　　）。

A. 颊神经　　B. 咬肌神经　　C. 下颌神经

D. 鼻腭神经　　E. 腭前神经

参考答案： 3. E；4. C；5. A

（朱　星）

任务 2.5 牙拔除术的步骤和方法

实训目标

1. 熟悉规范拔牙手术中的各种步骤与操作要点。
2. 掌握牙钳、牙挺的正确握持方式与操作方法。

▼ 实训内容

1. 识别有关拔牙及牙槽外科手术器械。
2. 示教拔除术的步骤和方法。
3. 在仿真头模上进行实习。

▼ 实训准备

消毒盆、口镜、钳子、各种牙钳、牙挺、牙龈分离器、刮匙、咬骨钳、骨锉、骨膜剥离器、骨凿、劈牙凿、手术刀和柄、缝针、缝线、持针器、手术剪、仿真头模、弹性树脂牙托和牙齿模型数套等。

▼ 方法和步骤

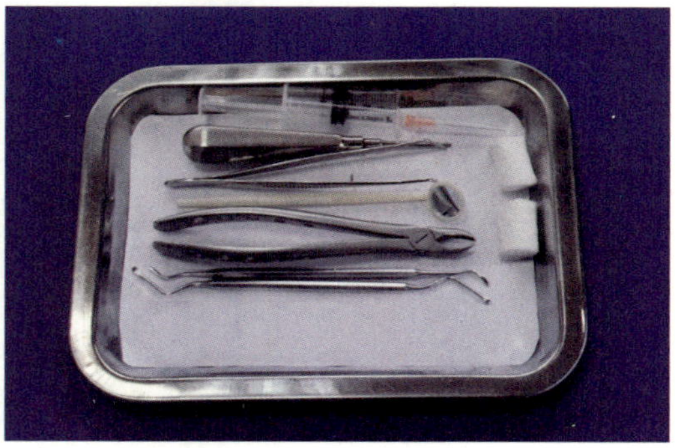

图 2-5-1 牙槽外科手术器械

1. 识别有关拔牙术及牙槽外科手术器械。

（1）有关拔牙术及牙槽外科手术器械的识别：

①在带教老师的指导下，从提供的器械盘内一一识别出拔牙术的基本器械牙钳、牙挺及辅助器械如牙龈分离器、刮匙、咬骨钳、骨锉、骨膜剥离器、手术刀及缝合器具（持针器、缝针、缝线、线剪），如图 2-5-1 所示。

②观察牙钳的结构形态，识别直钳、反角式钳及刺枪式钳，如图 2-5-2 所示。

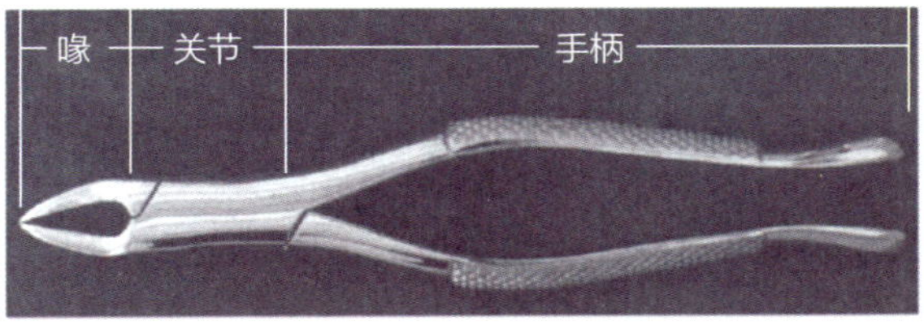

图 2-5-2　牙钳的结构形态

③观察牙钳的形态类型，鉴别出上颌牙钳、下颌牙钳及特殊牙钳，总结出上、下颌牙钳的区别要点。通过仔细观察，应能自器械盘内识别出上前牙钳，上前磨牙钳（又称上万能钳），左、右上颌第一、第二磨牙钳，上颌第三磨牙钳；下前牙钳，下前磨牙钳（又称下万能钳），下颌第一、第二磨牙钳，下颌第三磨牙钳；上颌根钳，下颌根钳，上颌牛角钳，下颌牛角钳，如图 2-5-3 所示。

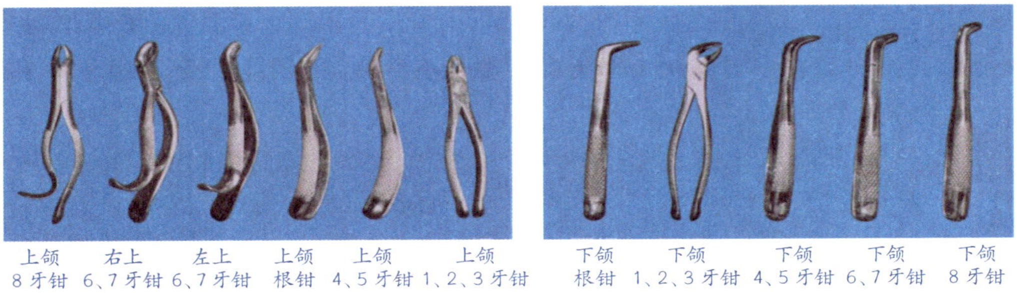

图 2-5-3　上颌牙钳和下颌牙钳

④观察牙挺的结构形态，识别出直挺、弯挺（分左、右）、横柄挺（又称三角挺）、根尖挺，如图 2-5-4 所示。

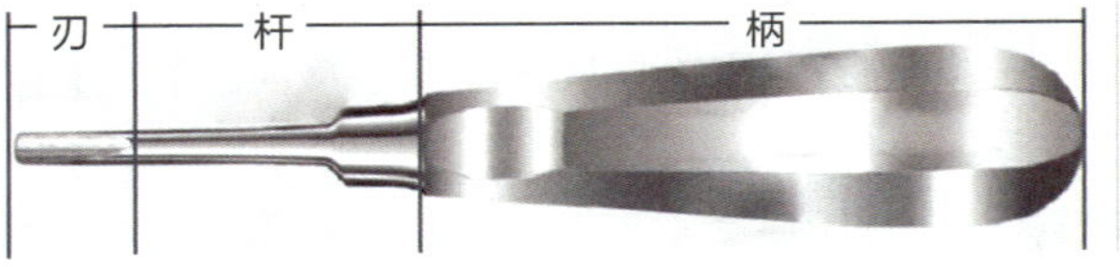

图 2-5-4　牙挺的结构

⑤观察牙挺的形态类型，鉴别出牙挺、根挺、根尖挺，如图 2-5-5 所示。

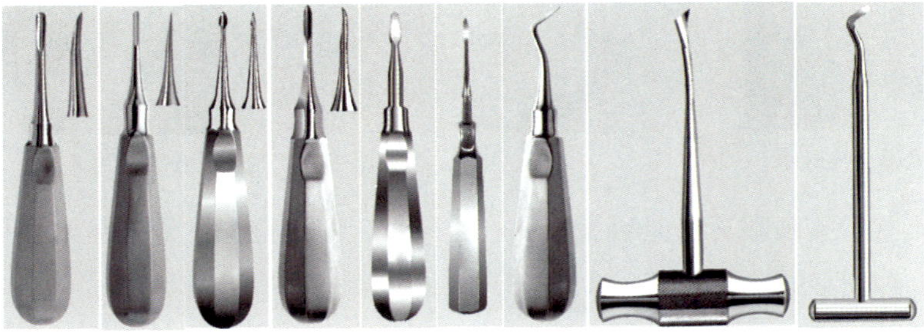

图 2-5-5　牙挺、根挺、根尖挺

（2）实习各类牙钳和牙挺的正确握持方式与操作方法：

①根据带教老师示教，在仿真头模上实习正确规范的握钳方式及操作要点。

②根据带教老师示教，在仿真头模上实习正确规范的握挺方式及操作要点。

（3）牙挺使用的力学原理及使用注意点：

①在带教老师的指导下，首先在牙颌模型上操练并实习牙挺使用中的三大力学原理，即楔力、杠杆和轮轴原理，如图 2-5-6 所示。

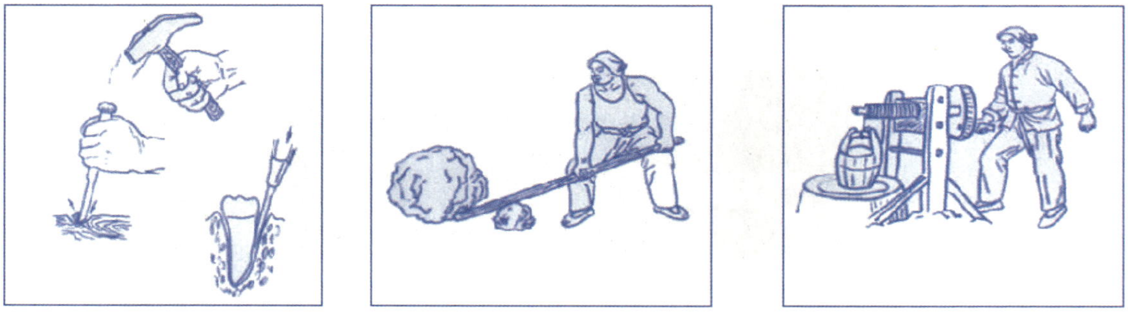

（a）楔力原理　（b）杠杆原理　（c）轮轴原理

图 2-5-6　三大力学原理

②带教老师在临床病人拔牙实际操作中，示教牙挺 3 种力学原理的应用过程。

③通过讲解、示教和实习，要求掌握如下操作要点：a. 牙挺置入部位、方向要正确，支点着实可靠，挺刃用力合理。b. 挺刃在牙根与骨之间楔入，并与牙根长轴平行，切勿以邻牙及舌侧牙槽嵴作支点。c. 多以两种或 3 种力学原理结合使用。d. 控制用力，以左手手指保护，以防牙挺滑脱。

2. 牙拔除术示教的步骤和方法。

（1）牙拔除术前准备工作：除增配牙龈分离器、牙挺、牙钳、刮匙和小纱布或干棉球外，其余同任务 2.4。

（2）牙拔除术操作步骤和方法：

①局麻：同任务 2.4。

②麻药显效（3 ~ 5 min）后，即可用 1% 碘酊消毒所拔患牙的龈缘。

③用牙龈分离器分离牙龈，如图 2-5-7 所示。

④放置牙钳或使用牙挺时，要求置入牙钳之前再次核对牙位，放置好牙钳后务必请带教老师复核；用牙挺时，一是要有支点，二是用左手保护好邻牙及周围软组织；拔除脱位时切忌暴力，如图 2-5-8 所示。

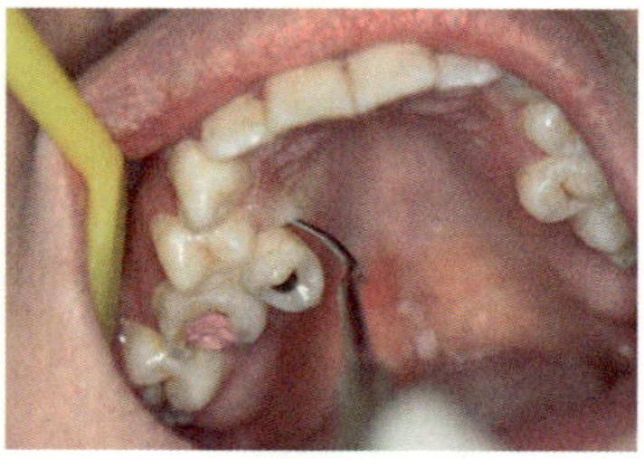

图 2-5-7　牙龈分离器分离牙龈

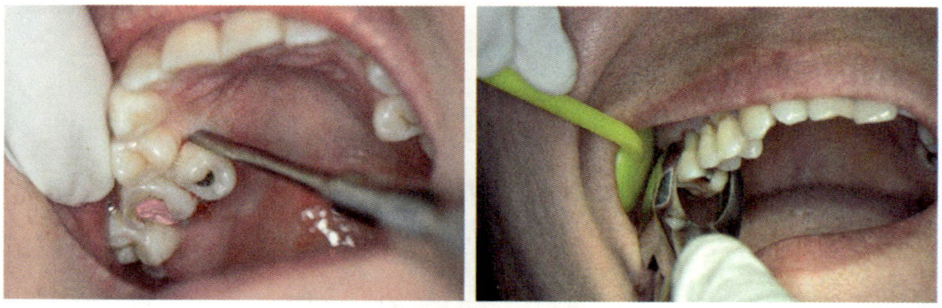

图 2-5-8　放置牙钳和使用牙挺

⑤牙拔除后常规检查所拔牙齿是否完整，有无断根，同时检查拔牙创有无龈撕裂或牙槽嵴及牙槽中隔是否过高，如图 2-5-9 所示。

⑥如所拔的是病灶牙，用刮匙搔刮牙槽窝，以清除炎性组织，如图 2-5-10 所示。

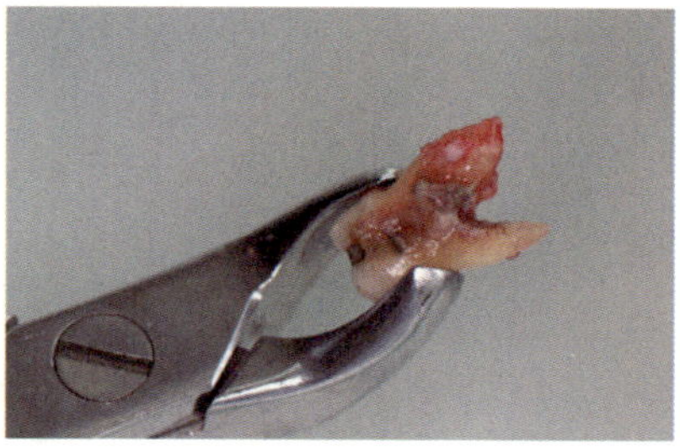

图 2-5-9　拔牙后常规检查

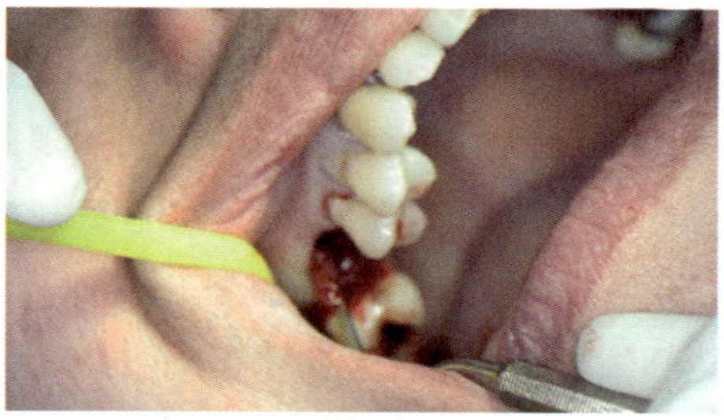

图 2-5-10　清除牙槽窝的炎性组织

⑦常规用示指和拇指垫一小块纱布挤压牙槽窝的颊舌侧的窝壁，缩小已被扩大的牙槽窝，如图2-5-11所示。

⑧用小块纱布或棉卷放置在拔牙创上，嘱病人咬紧，如图2-5-12所示。

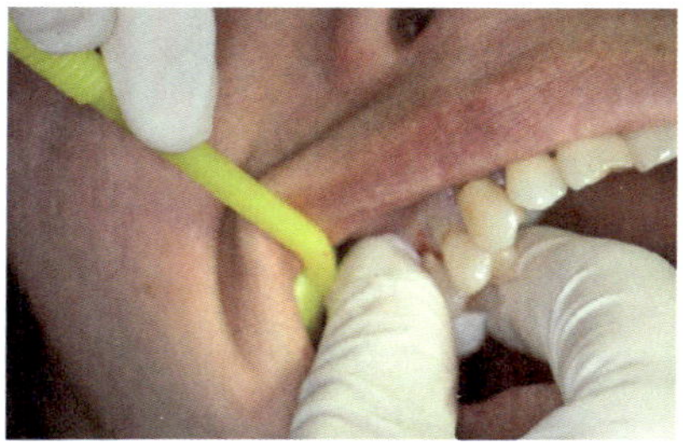

图2-5-11　拔牙后垫小块纱布

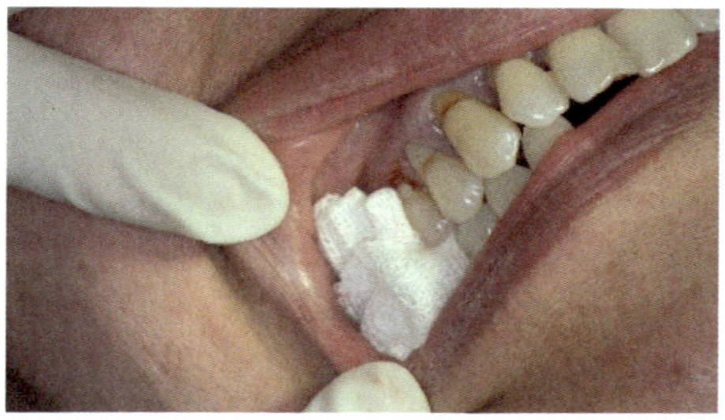

图2-5-12　拔牙创面放置纱布或棉卷

⑨揩干净病人口周血迹。

⑩嘱咐病人拔牙后注意事项，并根据患者具体情况开具抗菌、消炎、消肿等药物。

⑪写病历，签名，交代复诊事宜。

3. 学生在仿真头模上进行实习，重复牙拔除术的步骤和方法。

▼ 实训评分

评定学生对牙拔除术中有关器械作用的掌握程度（简述牙拔除术中有关器械的作用）。

评分内容		分值	得分	合计
评分标准（100分）	分离器	5分		
	刮匙	5分		
	直挺	5分		
	弯挺	5分		
	三角挺	5分		
	牙挺	5分		
	根挺	5分		
	根尖挺	5分		
	牙挺三大力学原理	15分		
	万用钳	10分		
	牛角钳	10分		
	根钳	10分		
	咬骨钳	5分		
	骨锉	5分		
	骨膜分离器	5分		

▼ 作业

1. 不属于拔牙术后医嘱的是（　　）。

A. 饭后要刷牙保持口腔清洁
B. 避免患侧咀嚼
C. 不可反复吸吮创口
D. 勿用舌舔创口
E. 拔牙当日应进软食，不可过热

2. 不属于安放拔牙钳放置注意事项的是（　　）。

A. 手掌勿太接近关节部
B. 钳喙的长轴必须与牙长轴垂直
C. 钳喙的位置必须在牙根部
D. 钳喙应紧贴牙面滑入牙颈部
E. 握钳时应握钳柄接近末端处

3. 以下关于牙挺的叙述中，正确的一项是（　　）。

A. 在牙钳不奏效时使用
B. 拔残根时不宜使用牙挺
C. 可代替牙钳且更加有效
D. 可代替骨凿用于增隙
E. 保护不当，易造成邻近组织损伤

参考答案： 1. A； 2. B； 3. E

（朱　星）

重点笔记

任务 2.6　各类普通牙拔除术

实训目标

1. 熟悉各类普通牙拔除术的过程与特点。
2. 初步掌握各类普通牙拔除术的操作。

▼ 实训内容

1. 教师示教各类普通牙拔除术。
2. 学生在仿真头模上练习各类普通牙拔除。

▼ 实训准备

一次性口腔器械盘、各类拔牙钳、各类牙挺、牙龈分离器、刮匙、敷料、1% 碘酊、消毒纱布、明胶海绵、消毒注射器、常用局部麻醉剂、一次性手套、仿真头模、弹性树脂牙托和牙齿模型数套等，如图 2-6-1 所示。

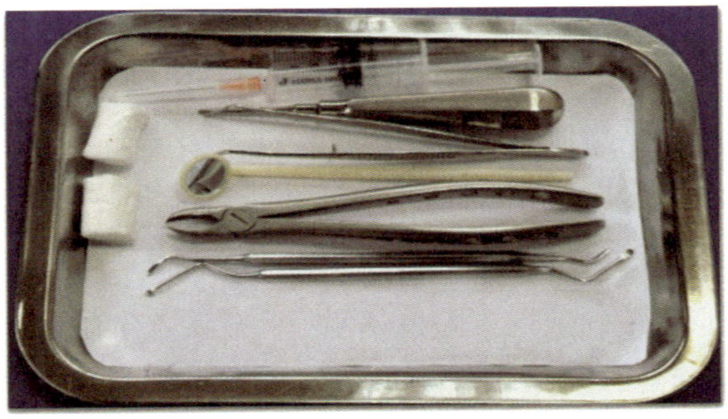

图 2-6-1　手术操作中的常用器械

▼ 方法和步骤

1. 上颌前牙拔除法示教。

（1）准备好拔除上颌前牙所需器械一套，调节头位、椅位、灯光，使上颌平面与地平面呈45°，椅位高度调节至术者的肘关节水平。

（2）完成上前牙唇侧和腭侧黏膜浸润麻醉（必要时，腭侧鼻腭神经阻滞麻醉）。

（3）基于上颌前牙单根、较直、近似圆锥形及唇侧骨板较薄等解剖特点，其操作要点是：

①采用上颌前牙拔牙钳。

②左手拇指、示指放置在牙弓的唇腭侧，显露术区。

③先唇侧后腭侧摇动，左右可扭转（除上颌侧切牙），纵轴方向牵引脱位。

④牵引脱位动作须有所控制，避免滑脱和伤及下前牙。

（4）其余操作中的注意事项参见任务 2.5 牙拔除术的步骤和方法。上颌前牙形状结构如图 2-6-2 所示。

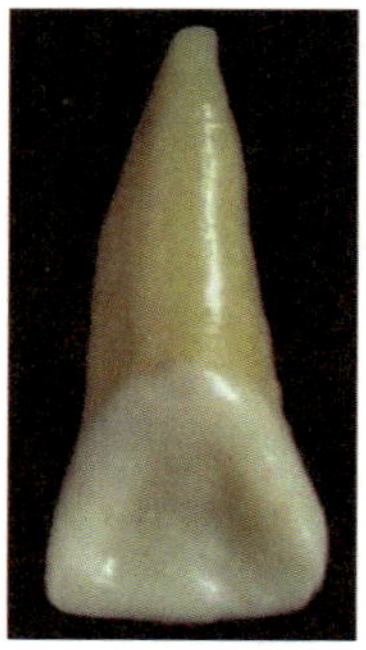

图 2-6-2 上颌前牙形状结构

2. 上颌前磨牙拔除法示教。

（1）准备好拔除上颌前磨牙所需器械一套，调节头位、椅位、灯光，使上颌平面与地平面呈 45°，椅位高度调节至术者的肘关节水平。

（2）完成上颌前磨牙颊侧和腭侧黏膜浸润麻醉。

（3）基于上颌前磨牙多为扁平单根，颊侧骨壁较薄及与上颌窦底壁邻近等解剖特点，其操作要点是：

①采用上颌前磨牙钳。

②颊、腭侧向先后摆动，逐渐加大颊侧的摆动力，并向颊侧牵引拔除。

③勿用扭力。

④对稳固牙，可用牙挺挺松后再上牙钳拔除。

上颌前磨牙形状结构如图 2-6-3 所示。

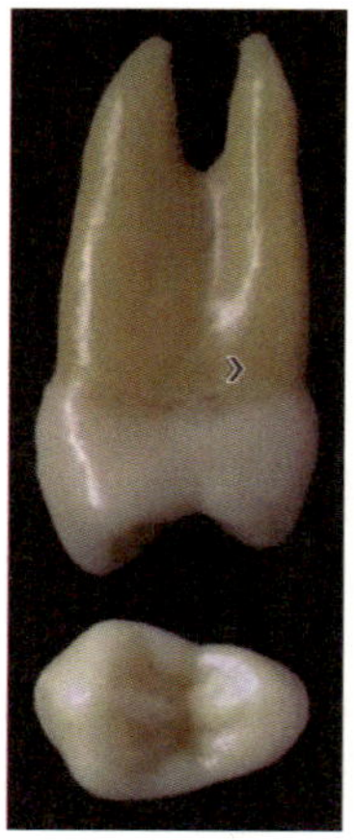

图 2-6-3 上颌前磨牙形状结构

3. 上颌第一、第二磨牙拔除法示教。

（1）准备好拔除右上或左上颌第一、第二磨牙所需器械一套，调节头位、椅位、灯光，使上颌平面与地平面呈 45°，椅位高度调节至术者的肘关节水平。

（2）完成上颌结节即上牙槽后神经阻滞麻醉、近中颊根局部黏膜浸润麻醉及腭侧腭大孔神经阻滞麻醉。

（3）基于上颌第一、第二磨牙多为三根，与上颌窦底壁邻近、根分叉较大、颊侧牙槽骨板较厚等解剖特点，其操作要点是：

①常规先用牙挺挺松，再上牙钳，颊、腭侧方向反复摇动，促使牙槽窝扩大后，自颊侧方向牵引脱位；

②因牙钳有左、右之分，须正确选用，即将颊侧喙尖放置在上颌磨牙颊侧二根分叉处；

③脱位运动时，力量有所控制，切勿扭转。上颌第一、第二磨牙形状结构如图 2-6-4 所示。

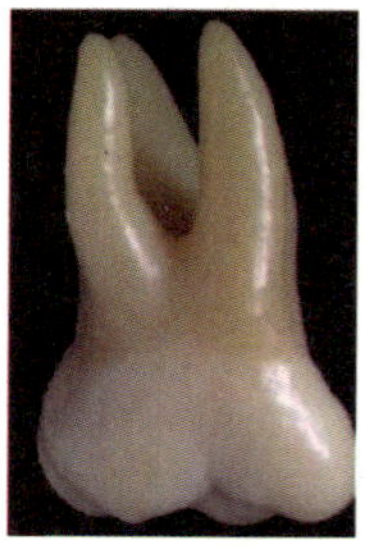

图 2-6-4 上颌第一、第二磨牙形状结构

4. 上颌第三磨牙拔除法示教。

（1）准备拔除上颌第三磨牙所需器械一套，调节头位、椅位、灯光，使上颌平面与地平面呈 45°，椅位高度调节至术者的肘关节水平。

（2）完成上牙槽后神经阻滞麻醉及腭侧腭大神经阻滞麻醉。

（3）基于上颌第三磨牙牙冠较小，牙根数目、形态变异及周围骨质较疏松等解剖特点，其操作要点是：

①采用专用第三磨牙牙钳或反 S 形牙钳。

②单用牙挺有时即可脱位取出。

③尽量避免断根。

5. 下颌切牙拔除法示教。

（1）准备好拔除下颌切牙所需器械一套，调节头位、椅位、灯光，病人大张口，下颌平面与地平面平行，椅位高度调节至术者的肘关节水平。

（2）完成下颌切牙唇侧和舌侧局部黏膜局部浸润麻醉。

（3）基于下颌切牙单根，冠、根扁平及唇侧骨壁等解剖特点，其操作要点是：

①选用近 90° 角窄喙下切牙钳或鹰嘴钳。

②唇、舌向摇动，唇侧牵引脱位，勿扭转。

③控制用力，勿伤及对颌牙。

下颌切牙形状结构如图 2-6-5 所示。

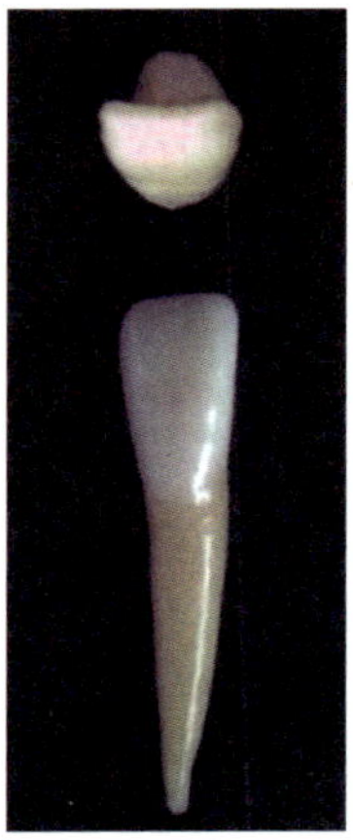

图 2-6-5　下颌切牙形状结构

6. 下颌尖牙拔除法示教。

（1）准备好拔除下颌尖牙所需器械一套，调节头位、椅位、灯光，病人大张口，下颌平面与地平面平行，椅位高度调节至术者的肘关节水平。

（2）完成一侧下牙槽神经及舌神经阻滞麻醉。

（3）基于下颌尖牙单根粗长、横断面呈三角形及唇侧骨壁薄等解剖特点，其操作要点是：

①选用钳喙稍宽 90° 牙钳。

②唇、舌向摇动，唇侧牵引脱位，可稍加扭转。

7. 下颌前磨牙拔除法示教。

（1）准备好拔除下颌前磨牙所需器械一套，调节头位、椅位、灯光，病人大张口，下颌平面与地平面平行，椅位高度调节至术者的肘关节水平。

（2）完成一侧下牙槽神经及舌神经阻滞麻醉。

（3）基于下颌前磨牙单根细长、牙槽骨壁较厚及弹性较小等解剖特点，其操作要点是：

①选用下颌前磨牙钳。

②常规先用牙挺挺松，再用牙钳拔除。

③颊、舌向摇动并自颊侧远中向脱位。

下颌前磨牙形状结构如图 2-6-6 所示。

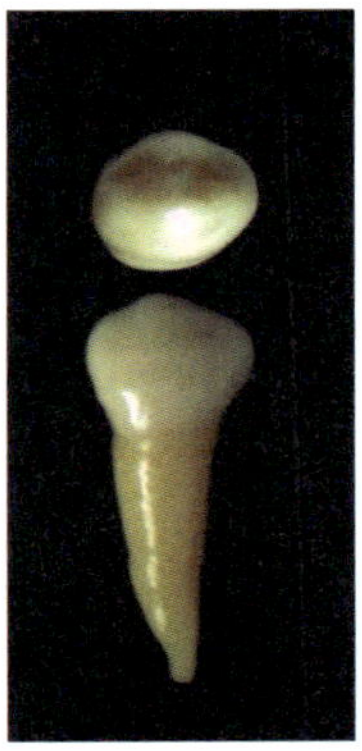

图 2-6-6　下颌前磨牙形状结构

8. 下颌第一、第二磨牙拔除术示教。

（1）准备好拔除下颌第一、第二磨牙所需器械一套，调节头位、椅位、灯光，病人大张口，下颌平面与地平面平行，椅位高度调节至术者的肘关节水平。

（2）完成一侧下牙槽神经及颊长、舌神经阻滞麻醉。

（3）基于下颌第一、第二磨牙多为扁平的近、远中向二根，牙槽骨板均坚实、弹性小等解剖特点，其操作要点是：

①选用下颌第一、第二磨牙专用钳。

②将钳喙两喙尖端插入两根分叉处。

③常规先摇松再拔除。

④牙冠无法夹持或碎裂后可选用牛角钳。

下颌第一、第二磨牙形状结构如图 2-6-7 所示。

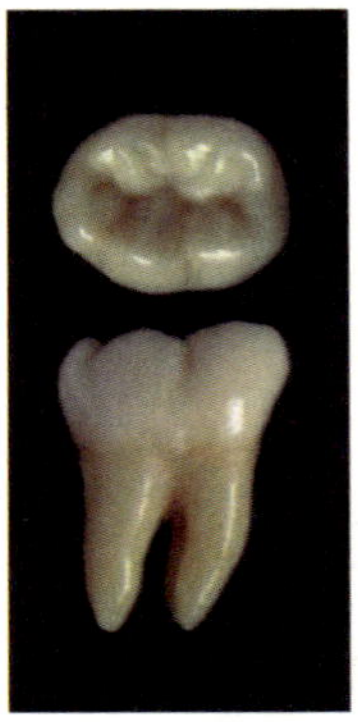

图 2-6-7 下颌第一、第二磨牙形状结构

9. 下颌第三磨牙拔除术示教。

（1）准备好拔除下颌第三磨牙所需器械一套，调节头位、椅位、灯光，病人大张口，下颌平面与地平面平行，椅位高度调节至术者的肘关节水平。

（2）完成一侧下牙槽神经、舌神经及颊长神经阻滞麻醉。

（3）基于下颌第三磨牙变异大，牙根形态不一，颊侧骨板厚及牙根尖与下颌管邻近等解剖特点，其操作要点是：

①选用下颌第三磨牙专用拔牙钳。

②先用牙挺挺松后用牙钳拔除。

③控制拔除力量，避免损伤对颌牙。

④下颌第三磨牙变异大，根尖近下颌神经管，尽量避免断根和损伤下牙槽神经。

10. 残根或断根拔除术示教。

（1）准备根挺和上 / 下残根钳和（或）三角挺和（或）根尖挺等器械。

（2）根据残根或断根的位置调节椅位和施用麻醉术。

（3）示教各种拔除残根或断根器械的使用和实际操作。

11. 实习各类普通牙拔除　根据教师示教的步骤和要点，在仿真头模上进行实习 1° 松动以上的各类普通牙拔除。

▼ 知识要点

由带教教师边示教边讲解各类牙拔除的手术方法。

1. 术前检查　拔牙前应简要询问患者有关病史：过去有无拔牙史及有无麻醉过敏史，有无拔牙后出血史。了解患者病情及局部软组织有无红肿、邻牙有无松动、有无龋坏及龋坏程度。

2. 手术野的准备及消毒　术者洗手后戴无菌手套，在准备手术野之前，应嘱患者取下眼镜及口内的活动义齿。口内黏膜麻醉注射区和手术区应以 1% 碘酊消毒。

3. 麻醉剂的注射　对患有糖尿病、甲状腺功能亢进者，可用不含肾上腺素的 2% 利多卡因。麻醉显效后即可开始拔牙。

4. 各类牙拔除的基本步骤　见任务 2.5 牙拔除术的步骤和方法。

5. 拔牙的创口处理及术后护理。

（1）创口处理：

①检查脱位的牙是否完整，特别是牙槽窝，如有断根，应按断根处理。

②用刮匙深入牙槽窝内，刮除可能遗留的碎牙片、碎骨片、牙石及肉芽组织，以免引起感染，影响创口愈合。

③检查有无过高的牙槽间隔、锐利的牙槽嵴缘，应同时作修整。

④用示指和拇指按压牙槽边缘，使扩大的牙槽窝复位。

⑤对有出血倾向者、有龈撕裂和行翻瓣术后，均应缝合创口。感染创口或做牙槽窝刮除术，经冲洗后，可在牙槽窝内放置碘仿纱条引流。

（2）术后护理：嘱患者在拔牙创口处所咬的敷料应于 30 min 至 1 h 后取出。拔牙当日不要漱口刷牙，术后 2 h 可进温热软食，不要用患侧咀嚼。术后不要用手触摸或舌舔、吸吮创口，或不断吐唾液，24 h 之内唾液中带有淡红色血丝属正常，若有大量血液或血块应立即来医院复诊。术后 1 ～ 2 天内不要剧烈运动或过于疲劳，如有缝合创口应 5 ～ 7 天后拆线。

▼ 思维导图

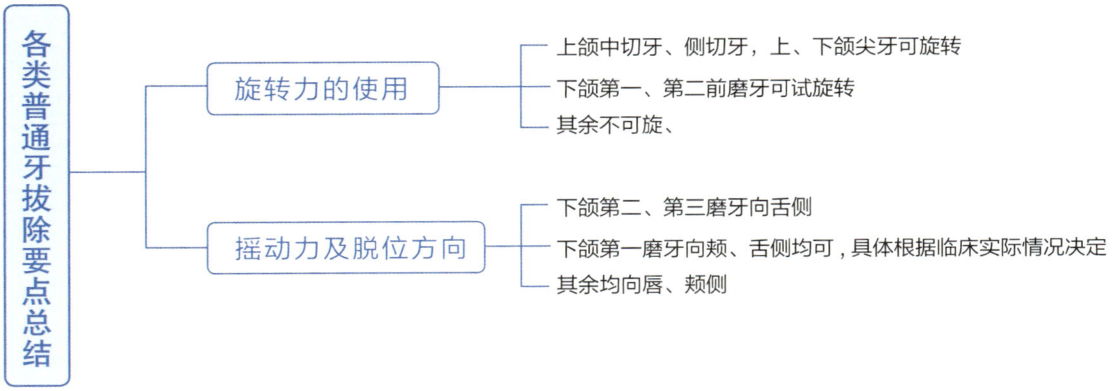

▼ 实训评分

评定学生对各类普通牙拔除术操作和操作要点的掌握程度。

评分内容		分值	得分	合计
评分标准（100 分）	器械准备	10 分		
	调节椅位和灯光	10 分		
	询问拔牙适应证及禁忌证	5 分		
	麻醉	10 分		
	分离牙龈	10 分		
	安放牙挺和牙钳	10 分		
	牙挺和牙钳的操作	10 分		
	拔牙后检查（牙根完整、牙龈情况和牙槽窝）	5 分		
	搔刮牙槽窝	10 分		
	缩小牙槽窝	5 分		
	放置纱布或纱卷	5 分		
	拔牙后注意事项	5 分		
	写病历、签名及交代复诊事项	5 分		

作业

1. 简述拔牙后出血的原因及如何处理。

2. 可使用扭转力进行拔除的牙齿是（　　）。

A. 上颌中切牙　　B. 下颌中切牙　　C. 下颌侧切牙

D. 下颌磨牙　　E. 以上都可

3. 不属于拔牙创正确处理方法的是（　　）。

A. 牙槽窝应作压迫复位　　B. 撕裂的牙龈应予以缝合

C. 过高的牙槽中隔应修整　　D. 刮净拔牙创内的肉芽组织

E. 拔除乳牙残根后彻底搔刮牙槽窝

4. 患者，男，50 岁，拔除下颌第一磨牙后，新鲜血液充盈牙槽窝，但不能淹没牙根间隔，正确的处理是（　　）。

A. 缝合拔牙创口　　B. 咬除根间隔　　C. 碘仿纱布覆盖

D. 明胶海绵覆盖　　E. 任其吸收

参考答案：2. A；3. E；4. B

（朱　星）

重点笔记

任务 2.7　下颌阻生第三磨牙拔除术

实训目标

了解下颌阻生第三磨牙拔除术以及手术中和手术后的注意事项。

▼ 实训内容

示教近中斜位、水平及垂直阻生的阻生牙拔除方法。

▼ 实训准备

常规拔牙手术器械及口内外消毒铺巾用品，尖刀、刀柄、骨膜剥离器、骨凿和（或）高速涡轮机、劈凿、缝合器械、剪刀等，如图 2-7-1 所示。

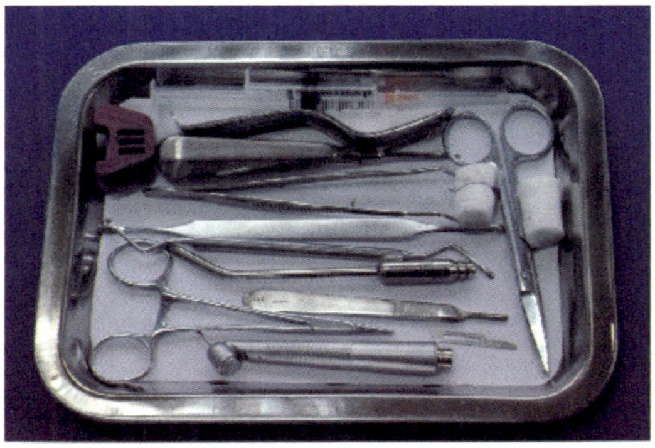

图 2-7-1　常规拔牙手术器械

▼ 方法和步骤

1. 拔除术前准备工作。

（1）经病史询问及局部检查确定适应证后，常规应摄 X 线片，必要时拍下颌骨全景片，如图 2-7-2 所示。

（2）结合临床及X线片所见，分析阻生牙的阻生类型，牙根数目、弯曲结构，与下颌骨（包括下牙槽神经管）的关系，邻牙状况及拔除阻力。

（3）根据分析结果，拟订手术方案（切口设计、方法、去骨量和估计牙脱位方向）。

（4）依据手术方案，准备一套拔除阻生牙的器械，重点选择合适的牙挺、骨凿、劈牙凿和（或）高速涡轮钻。

（5）除向病人作一般解释外，还应根据病牙状况，重点交代手术时间、创伤程度、手术反应及术中、术后可能出现的并发症，以便取得病人的理解与配合。

（6）调节头位、椅位、灯光，病人大张口，下颌平面与地平面平行，椅位高度调节至术者的肘关节水平。

（7）口腔消毒液含漱后，用苯扎溴铵作口、内外局部消毒。

（8）铺无菌消毒巾，调节好灯光照明。

2. 拔除步骤及方法。

（1）麻醉：采用一侧下牙槽神经、舌神经及颊长神经阻滞麻醉法。

（2）切开翻瓣：用11号手术刀切开并用骨膜剥离器掀起软组织瓣，显露手术野，如图2-7-3所示。

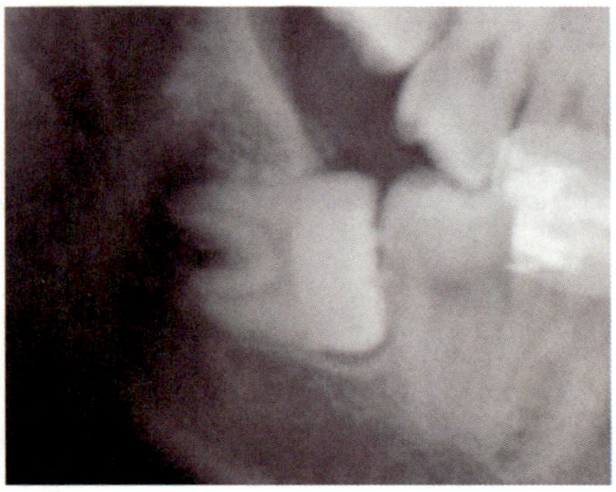

图2-7-2　术前摄X线片

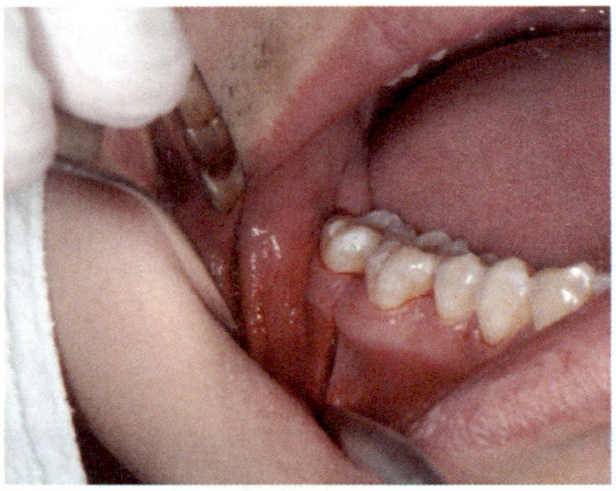

图2-7-3　切开翻瓣

（3）去骨：应用骨凿和（或）高速涡轮钻去除冠周足够骨质。根据阻生类型，选择劈开或分割方法，如图2-7-4所示。

（4）拔牙：挺出和（或）拔除阻生牙及牙片。拔除后应仔细检查牙根是否完整，避免残留牙根或牙片于牙槽窝内，如图2-7-5所示。

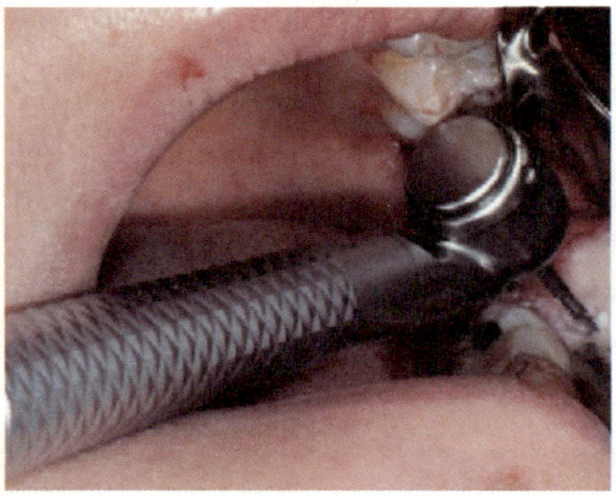

图2-7-4　去骨

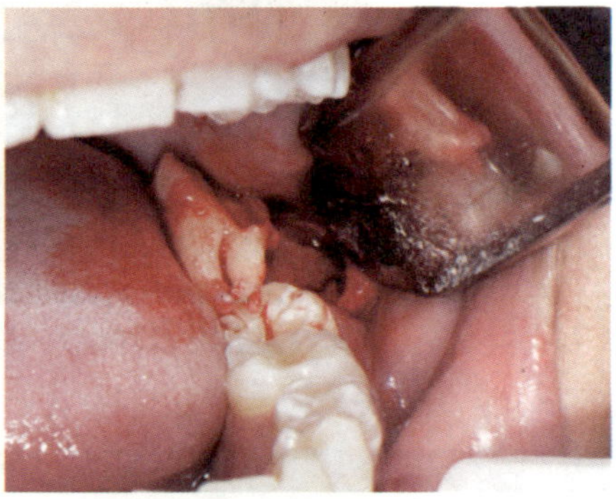

图2-7-5　拔牙

（5）处理拔牙创：搔刮牙槽窝，清除残留碎骨或炎性组织或残余囊肿，并缩小拔牙创。

（6）缝合切开的龈瓣并局部垫无菌纱布或纱卷压迫止血，如图2-7-6、图2-7-7所示。

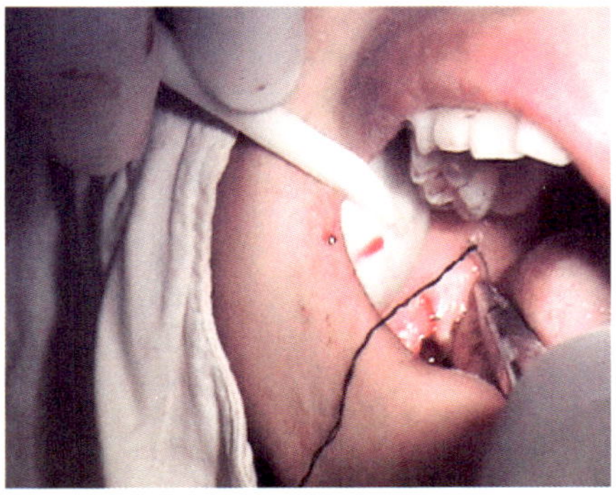

图 2-7-6　缝合龈瓣

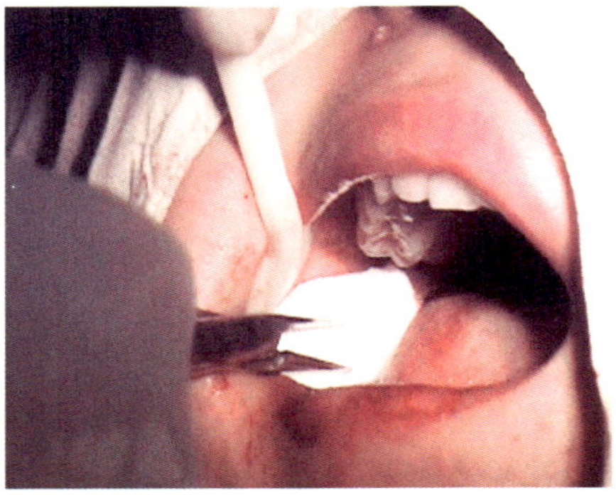

图 2-7-7　局部垫无菌纱布或纱卷

（7）交代术后注意事项，对进行了创伤较大、时间较久的拔牙术患者，应在术后立即给予冷敷，并给予抗菌消炎、消肿、止痛等药物。

▼ 实训评分

评定学生对下颌阻生第三磨牙拔除术有关知识的了解（简述下颌阻生第三磨牙拔除术的有关知识）。

评分内容		分值	得分	合计
评分标准（100 分）	下颌阻生第三磨牙的阻力：			
	1.	5 分		
	2.	5 分		
	3.	5 分		
	4.	5 分		
	手术方案应包括的项目：			
	1.	5 分		
	2.	5 分		
	3.	5 分		
	4.	5 分		
	标准的手术步骤：			
	1.	5 分		
	2.	5 分		
	3.	5 分		
	4.	5 分		
	5.	5 分		
	常用的方法：			
	1.	5 分		
	2.	5 分		
	3.	5 分		
	4.	5 分		
	劈开阻生牙时，凿应置于： 方向有二：＿＿＿＿＿＿＿＿，＿＿＿＿＿＿＿＿	15 分		

▼ 作业

1. 拔除阻生牙的关键是什么？

2. 下列不属于下颌第三磨牙阻生分类方法的是（　　）。

A. 根据牙与下颌升支及第二磨牙的关系

B. 根据牙在骨内的深度

C. 根据牙龈覆盖阻生齿的程度

D. 根据阻生第三磨牙的长轴与第二磨牙的长轴关系

E. 可根据牙在正常牙列中线的位置

3. 患者，男，28 岁。右下智齿反复肿痛，临床检查见右下第三磨牙仅露出 1/4 远中冠，高于第二磨牙颈部但未高出𬌗平面。此患者的诊断是（　　）。

A. 低位阻生　　B. 中位阻生　　C. 高位阻生

D. 颊向阻生　　E. 骨埋伏阻生

4. 患者，男，25 岁，右下第三磨牙Ⅱ类近中中位阻生，存在邻牙阻力，劈开时松动，冠未劈开，最佳手术方案是（　　）。

A. 直接挺出　　B. 增隙后挺出　　C. 继续劈冠

D. 涡轮钻磨除近中牙冠　　E. 切开黏骨膜去骨后拔除

参考答案： 2. C；3. B；4. D

（朱　星）

重点笔记

任务 2.8　牙槽外科手术（牙槽骨修整术）

实训目标

1. 熟悉牙槽骨修整术的目的。
2. 掌握牙槽骨修整术的手术时间和手术步骤。

实训内容

1. 示教牙槽骨修整病例，了解相应手术器械。
2. 示教牙槽骨修整术的手术步骤和要点。

实训准备

消毒盆、口镜、镊子、口内外消毒用品、消毒巾、麻醉剂及注射用品、手术刀及柄、骨膜剥离器、咬骨钳、骨凿、骨锉、手术剪、止血钳缝合器具、纱布若干，如图 2-8-1 所示。

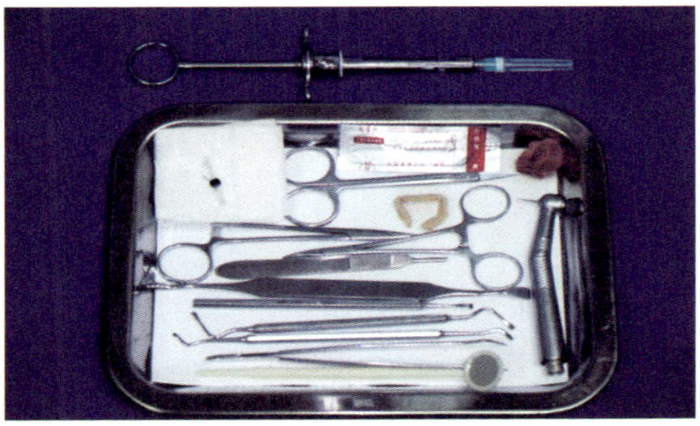

图 2-8-1　常规手术器械

方法和步骤

1. 术前准备。

（1）复习牙槽骨修整术的适应证（见教科书）。

（2）根据牙槽骨隆突畸形的部位、大小及形态，准备相应的手术器械，重点选择合适的骨凿、骨锉及咬骨钳。

（3）当修整范围较大时，应向病人解释手术的创伤程度及术后可能出现的反应及并发症。

（4）虽可采用卧位，但多选择坐位。椅位调节。

（5）含漱口腔消毒液后，采用苯扎溴铵作口内消毒，酒精作口外局部消毒。

（6）铺无菌消毒巾并调节好灯光照明。

2. 手术步骤及方法。

（1）麻醉：多采用局部黏膜下浸润麻醉，必要时可用阻滞麻醉法。

（2）切口：根据牙槽骨畸形部位、大小及类型，选择弧形、L 形或梯形切口，蒂在牙槽底部，如图 2-8-2 所示。

（3）翻瓣：用骨膜剥离器翻起黏骨膜瓣。翻瓣时应仔细、轻柔，显露骨尖或骨突及周围少许骨面即可，切勿越过唇颊沟，避免术后广泛血肿及水肿，如图 2-8-3 所示。

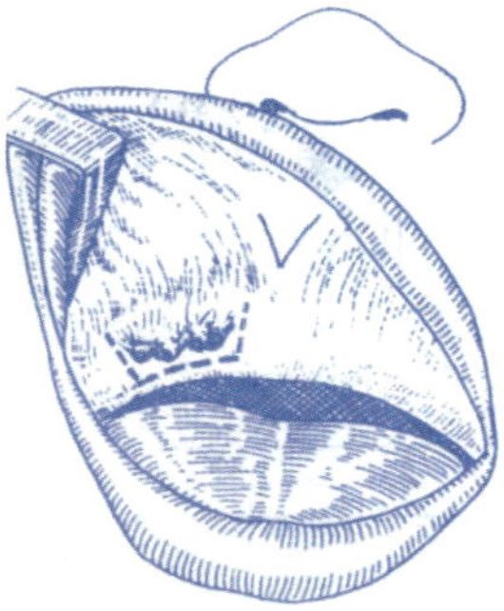

图 2-8-2　切口位置

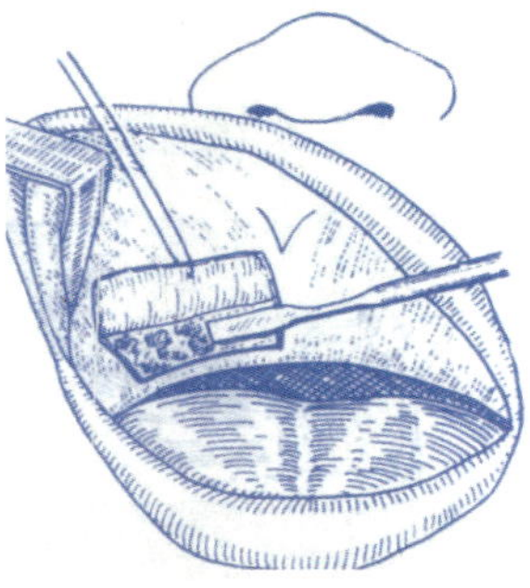

图 2-8-3　翻瓣

（4）去骨：用咬骨钳或骨凿去骨。注意骨凿斜面应贴骨面，逐量去骨，避免去骨过多或造成新的骨尖畸形，如图 2-8-4 所示。

去骨原则：不降低牙槽骨的高度，不减小牙槽嵴的宽度。

（5）修整、缝合、锉平骨面：冲洗清除骨屑，黏膜瓣复位后用手指触摸检查，发现骨尖即可再锉平。黏膜瓣过多时应作黏膜瓣切缘修剪，最后间断或连续缝合创口，如图 2-8-5 所示。

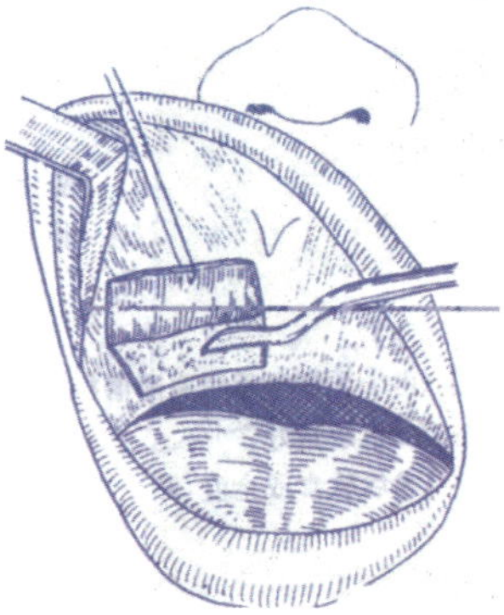

图 2-8-4　去骨

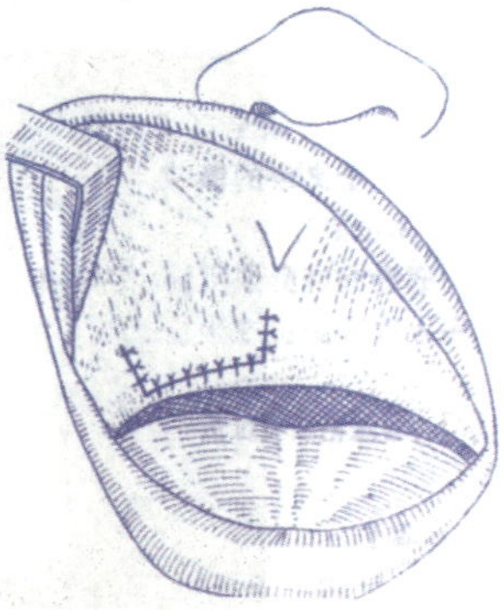

图 2-8-5　修整、缝合、锉平骨面

（6）置无菌纱布于手术区，轻咬加压止血。

（7）嘱术后注意事项，对术创广泛者宜立即给予冷敷，术后酌情给予抗菌消炎、消肿及止痛药物。

▼ 思维导图

- 牙槽骨修整的操作要点
  - 保护重要的解剖结构（神经、血管）
  - 翻瓣时，骨膜剥离器伸入骨膜下（全层黏骨膜）
  - 外形检查时，要先将软组织瓣复位
  - 冲洗要彻底

▼ 实训评分

评定学生对牙槽骨修整术的有关事项的熟悉程度。

评分内容		分值	得分	合计
评分标准（100 分）	适应证：			
	1.	5 分		
	2.	5 分		
	3.	5 分		
	4.	5 分		
	5.	5 分		
	手术步骤：			
	1.	5 分		
	2.	5 分		
	3.	5 分		
	4.	5 分		
	5.	5 分		
	6.	5 分		
	7.	5 分		
	切口类型：____，____，____，蒂在 ____	20 分		
	翻瓣时应少暴露____，勿越过____	10 分		
	去骨时应尽量少，以保持牙槽嵴一定的 ____	10 分		

作业

1. 试述牙槽骨修整的步骤和注意事项。
2. 患者，女，65岁，拔牙后3个月愈合尚可，但有一骨棱压痛明显，最佳的处理方式是（　　）。
   A. 观察，无须处理　B. 局部按摩　C. 局部理疗
   D. 行牙槽突修整术　E. 修复时加大基托
3. 某患者，某牙已拔除4个月，局部愈合尚可，但有一骨嵴压痛明显，最佳处理方法是（　　）。
   A. 局部按摩　B. 观察，局部不进行处理　C. 舌系带延长术
   D. 上颌结节修整术　E. 牙槽突修整术

参考答案：2. D；3. E

（朱　星）

重点笔记

任务 2.9　急性下颌智齿冠周炎病例诊治及口内脓肿切开引流术

实训目标

1. 熟悉急性下颌智齿冠周炎的病因、临床特点、诊断及治疗。
2. 熟悉口内脓肿的诊断方法和口内切开引流术的操作步骤。

▼ 实训内容

1. 急性下颌智齿冠周炎病例诊治示教。
2. 口内脓肿切开引流术示教。

▼ 实训准备

消毒盘、口镜、镊子、5 mL 注射针筒、冲洗针头、生理盐水、3% 过氧化氢溶液、1 : 5 000 高锰酸钾溶液、2% 碘酒、碘甘油或碘酊、11 号尖刀、刀柄、口内外消毒用具、 表面麻醉药物、血管钳、碘仿纱条，如图 2-9-1 所示。

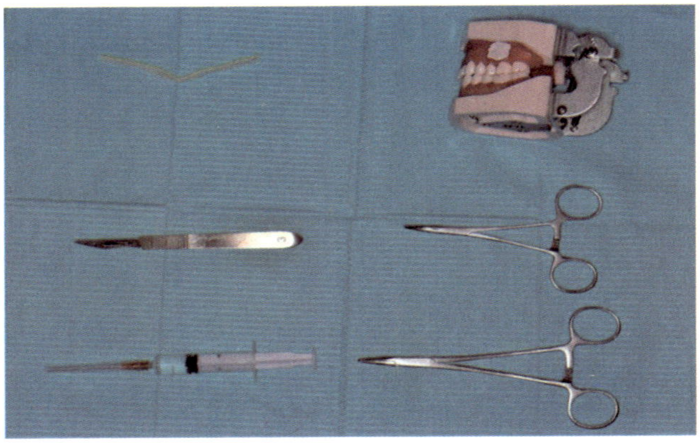

图 2-9-1　手术器械

▼ 方法和步骤

1. 急性下颌智齿冠周炎病例诊治示教。

（1）询问病史：病员就诊的主要原因、有无诱发因素、主要症状、演变过程、伴随症状、诊疗经过等。

（2）体格检查：测体温，酌情行血常规检查。检查通常以颌面部为主。

1）口外检查：

①面部是否对称。

②有无肿胀、压痛，若有则记录其部位及范围，有无波动感，并酌情行穿刺抽脓检查。

③表面皮肤有无充血，皮温有无升高。

④头颈部淋巴结有无肿大，并检查其大小、质地、活动度、压痛情况等。

2）口内检查：

①记录张口度，轻度受限：上下切牙切缘间距仅可置入两横指，2 ~ 3 cm；中度受限：上下切牙切缘间距仅可置入一横指，1 ~ 2 cm；重度受限：上下切牙切缘间距小于一横指，小于 1 cm。

②下颌智齿萌出情况及排列方向，智齿和邻牙有无龋坏。冠周软组织及牙龈肿胀、充血及糜烂程度，局部压痛，龈袋有无溢脓。相当于下颌第一磨牙颊侧黏膜处有无充血、肿胀、波动。

③ X 线检查可了解阻生牙的萌出方向、位置、牙根形态、牙周和颌骨情况，有助于了解病情和制订日后的拔牙方案。另外，还可了解下颌第二磨牙颈部有无龋坏及决定该牙是否可保留。

（3）诊断：根据病史、症状、体检及辅助检查，正确诊断冠周炎及其并发症。并根据病例分析下颌智齿冠周炎的扩散途径。

（4）治疗

1）全身药物治疗：根据局部炎症程度（是否伴有骨髓炎和间隙感染）及全身情况（体温及血常规检查等情况），选择抗生素种类及其配伍和全身支持治疗，或口服或肌注或静脉滴注。

2）局部治疗：

①保持口腔清洁：可用含漱剂或温热生理盐水，每日进食前后含漱。

②龈袋冲洗上药：用生理盐水、3% 过氧化氢溶液、1 : 5 000 高锰酸钾溶液或含漱剂 10 ~ 15 mL，局部冲洗将龈瓣间隙内的食物残渣和炎症渗出物冲洗干净（细菌是冲洗不净的。这里是指肉眼可见的渗出物）。冲洗时用弯形平头针，将针头插入龈瓣的间隙内缓慢冲洗，用棉球蘸干患部，局部置棉球或纱布隔湿，用镊子将碘甘油或 2% 碘酒或碘酚渗入龈瓣内，溢出部分用棉球擦干净，以免灼伤黏膜。嘱病员 15 min 内勿漱口，以免局部药物浓度下降。

③如龈瓣已形成脓肿，应及时行切开引流。

④若伴有间隙感染和（或）骨髓炎，需进行相应的治疗。

2. 口内切开引流术示教（以牙槽脓肿为例）。

（1）切开引流术前准备工作：与拔牙术前准备基本相同。

（2）口内切开引流术操作步骤：

1）灯光、椅位和头位调节：同拔牙术。

2）消毒：戴手套后用镊子先自口内病灶区用苯扎溴铵棉球消毒 3 次，再用酒精棉球口外消毒 3 次，将镊子弃置于器械盘外。

3）麻醉：

①黏膜下脓肿用表面麻醉：以干纱布擦干麻醉区，用中药麻醉剂或 2% 利多卡因或 2% 地卡因局

部涂布骨膜下脓肿 1 min 左右。

②骨膜下脓肿用黏膜下浸润麻醉：将 2% 利多卡因 0.5 ~ 1.0 mL 注射于黏膜下组织，注意不要太深，以免注射进脓腔。

4）切排（图 2-9-2）：在脓肿最低处和（或）最膨隆处，用 11 号尖刀片切开脓肿区黏膜（黏膜下脓肿）或黏骨膜（骨膜下脓肿），用血管钳探入脓腔，扩大引流口以利于引流。要求动作准确、迅速、轻柔。

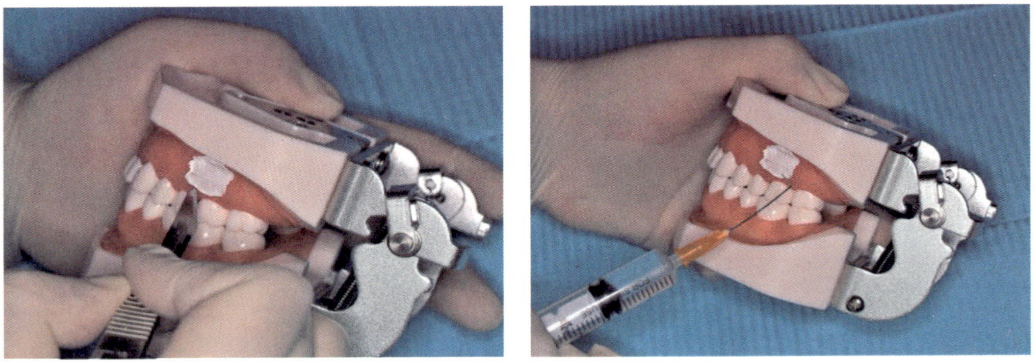

图 2-9-2　切排

5）置引流条（图 2-9-3）：脓液引流后，向脓腔内置入碘仿纱条引流，留置引流条末端约 0.5 cm 长在引流口外。要求将引流条一次置入脓腔底部，切忌反复塞入，以免堵塞引流口，致引流不畅。引流条通常每日或隔日更换，直至肿胀消退、无脓液渗出为止。

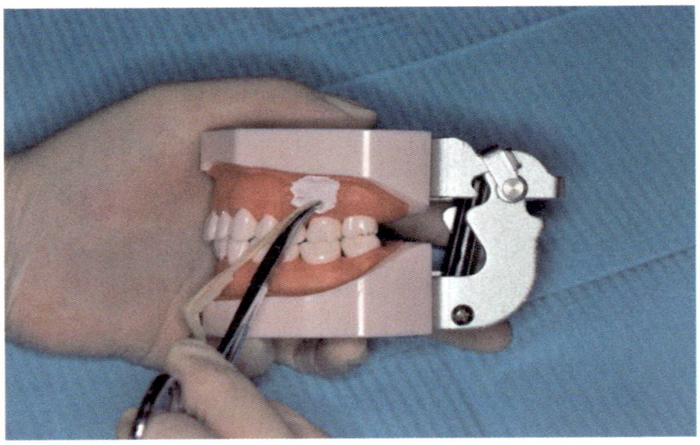

图 2-9-3　置引流条

6）其他：嘱咐病人术后注意事项。

▼ 注意事项

1. 从肿胀最明显处切开，与前庭沟平行，重力低位。

2. 切口深度要切到骨面。

3. 冲洗至无脓液为准。

4. 放置引流条，嘱第二天复诊。

实训评分

评定学生对急性下颌智齿冠周炎病例诊治及口内脓肿切开引流术的掌握程度。

评分内容		分值	得分	合计
评分标准（100分）	口外检查要点：			
	1.	5分		
	2.	5分		
	3.	5分		
	4.	5分		
	口内检查要点：			
	1.	10分		
	2.	10分		
	3.	10分		
	急性下颌智齿冠周炎扩散途径：	25分		
	局部治疗：			
	1.	5分		
	2.	5分		
	3.	5分		
	4.	5分		
	口内引流应置何种引流条类型：________	5分		

作业

下颌智齿冠周炎沿下颌支外侧面向后可形成（　　）。

A. 翼颌间隙感染　　B. 颌下间隙感染　　C. 咽旁间隙感染

D. 咬肌间隙感染　　E. 口底蜂窝织炎

参考答案：D

（刘　冲）

重点笔记

任务 2.10　颌面部间隙感染病例诊治及脓肿口外切开引流术

实训目标

1. 了解颌面部间隙感染的病史、临床表现、诊断与鉴别诊断。
2. 掌握颌面部间隙感染的治疗原则。

▼ 实训内容

1. 急性下颌智齿冠周炎病例诊治示教。
2. 口内脓肿切开引流术示教。

▼ 实训准备

消毒盘、口镜、镊子、5 mL 注射针筒、冲洗针头、生理盐水、2% 碘酒、苯扎溴铵棉球、11 号尖刀、刀柄、口内外消毒用具、2% 利多卡因麻醉剂、血管钳、橡皮引流条，如图 2-10-1 所示。

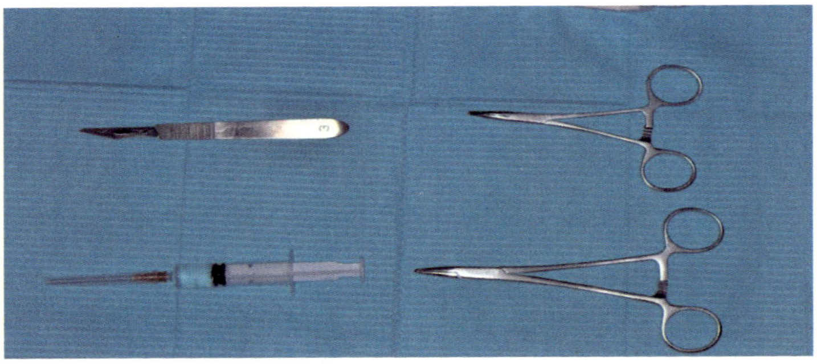

图 2-10-1　常见手术器械

▼ 方法和步骤

1. 颌面部间隙感染的病史采集、检查、读片方法及治疗。

（1）病史采集要点：

1）主诉要点：局部红、肿、热、痛、牙关紧闭、发热、寒战、呼吸、吞咽困难、发病时间等。

2）病史：疾病发生的时间及经过，病程系缓慢进行或急剧发展，注意发病原因（牙源性、血源性、腺源性、接触性等），如发病之前有无牙痛、上呼吸道感染、外伤等。发病以后有无发热寒战、局部肿痛、张口受限、口底抬高、吞咽及语言障碍、呼吸困难等症状，以及这些症状的部位、程度及性质，并分析目前病人的主要症状及健康状态，曾进行过何种治疗，效果如何。

3）既往史：过去是否患感染性疾病；有无牙痛、龋病、残根、牙周病、智齿冠周炎、扁桃体炎、上呼吸道感染、颌骨骨髓炎、淋巴结炎等病史；有无外伤史。

（2）检查要点：

1）全身状况：体温、脉搏、呼吸、血压、营养发育、神志、面容，有无中毒、脱水、贫血昏迷及严重呼吸障碍的现象。

2）一般检查：全身皮肤状态有无感染灶、出血点、脱水等。必要时作心、肺、肝、脾等内脏器官及神经系统的检查。

3）局部检查：口腔颌面部的系统检查。明确肿胀所在的解剖部位及其范围检查肿胀部位的皮肤色泽及弹性；有无浸润；有无凹陷性水肿；有无压痛点及波动感；有无口腔及颌骨的功能障碍，如𬌗关系、张口度及颞下颌关节运动的状态。

4）实验室检查：血液，包括血红蛋白、粒细胞计数、细菌培养等。尿液，包括常规检查及镜检所见，如红细胞、脓细胞、管型等。脓液，包括脓肿穿刺液或分泌物检查，如涂片镜检、细菌培养、细菌鉴定及其对各种抗生素的敏感度。

（3）X线读片：了解是否伴有骨质破坏，是否合并骨髓炎。读片时，应注意骨质有无炎症改变，如骨质脱钙、破坏、死骨形成、病理骨折、病变所在的部位及范围等。CT检查可了解脓肿是否形成及形成部位。

（4）诊断：结合以上收集的资料，首先分析感染的来源是牙源性还是血源性，或是腺源性等，然后根据局部检查的结果，结合筋膜间隙的应用解剖，确定间隙感染所在部位，是单个间隙感染还是多个间隙感染，如果考虑到全身其他脏器已发生并发症，如肺炎、毒血症、脑脓肿、化脓性脑膜炎、海绵窦血栓等，应提出相应的诊断依据。

（5）治疗：制订治疗计划时必须考虑全身情况。若全身情况欠佳，应及时予以全身支持治疗，如营养、输液、药物等。在局部治疗中，判断有无切开引流手术指征；在颌面部深层间隙感染中，单纯依赖胀肿波动感检查来决定是否进行切开引流是不准确的，还应从患者体温、粒细胞计数、局部肿胀的程度及时间、触痛点、凹陷性水肿穿刺是否有脓、口底咽喉压迫程度及中毒状况以及CT读片等多种因素来考虑。不同的间隙感染，需不同的手术切口，应考虑是从口内还是口外引流；是作单一切口，还是多个切口。除注重引流的彻底性外，还应重视颜面的重要解剖结构（如神经、血管、唾液腺等）和美容（按皮纹和自然沟纹作切口）。

2. 复习口腔颌面部感染手术治疗的目的、切开引流的目的、切开引流的指征和切开引流的要求。

3. 口外切开引流术示教。

（1）口外切开引流术前准备：与拔牙术前准备基本相同。

（2）复习口外脓肿切开的原则。

（3）口外切开引流手术步骤：

1）灯光、椅位和头位调节同拔牙术。

2）消毒：戴手套后用苯扎溴铵棉球自切口区由内向外消毒3次，将镊子弃置于器械盘外。

3）麻醉：2% 利多卡因局部浸润麻醉。

4）切开：用11号刀片切开脓肿区皮肤及皮下组织，长度以充分达到引流目的又不超过脓肿边缘为好。切口部位应选在脓肿最低隐蔽处，与皮纹一致，避免损伤重要的血管神经，如图2-10-2所示。

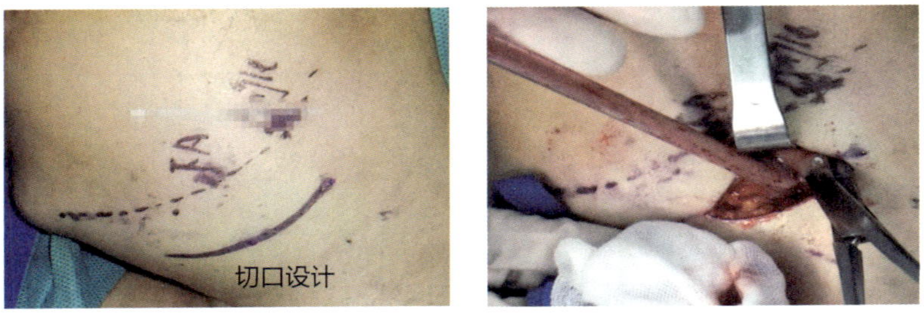

图 2-10-2　切口部位

5）引流：用血管钳钝性分离至脓腔，充分引流，引流的脓液应做细菌培养及药敏试验。

6）置引流条：脓液引流后，置橡皮引流条，敷料覆盖创面。要求将引流条一次置入脓腔底部，不宜填塞过紧，不要折叠，保持伸展。敷料应根据脓液的量来定，以脓液不能渗透表层敷料为好，如图2-10-3所示。

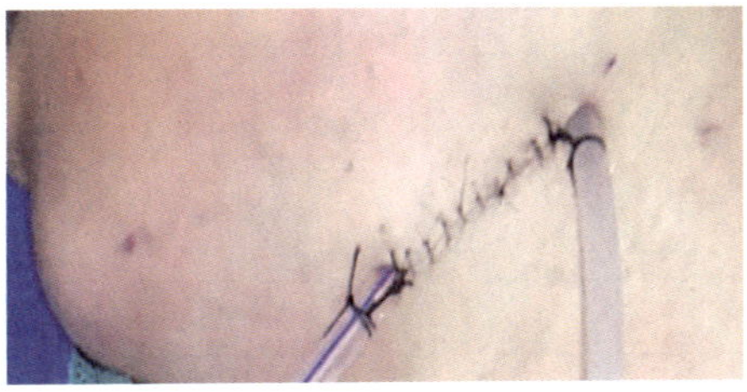

图 2-10-3　双向引流

7）嘱咐病人术后注意事项。

▼ 思维导图

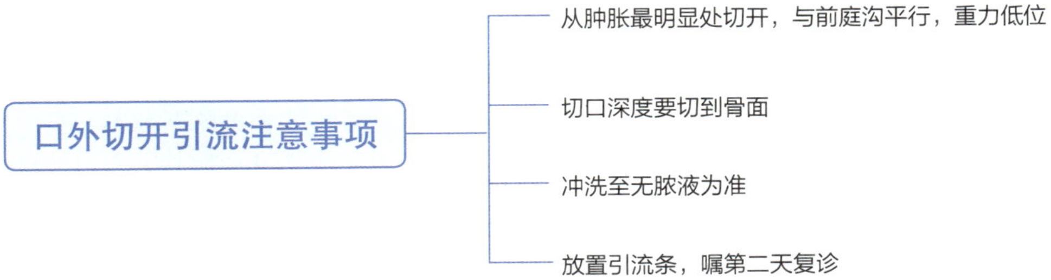

实训评分

评定学生完成的颌面部间隙感染病例门诊病历；评定学生对口外脓肿切开引流术的有关事项的了解。

评分内容		分值	得分	合计
评分标准（100分）	主诉	10分		
	现病史（含有意义的既往史）	10分		
	检查（含有意义的实验室检查和影像学检查）	10分		
	诊断	10分		
	治疗方案	10分		
	口腔颌面部感染的手术治疗目的：			
	1.	5分		
	2.	5分		
	切开引流的目的：			
	1.	5分		
	2.	5分		
	3.	5分		
	4.	5分		
	脓肿口外切开引流的手术原则：			
	1.	5分		
	2.	5分		
	3.	5分		
	4.	5分		

作业

1. 试述基本口腔间隙感染的诊断要点。
2. 试述口外切开引流的基本方法和步骤。
3. 口腔颌面部脓肿形成以后，主要的治疗措施是（　　）。
   A. 外敷中药　　B. 大剂量抗生素　　C. 局部热敷
   D. 脓肿切开引流　　E. 大剂量激素
4. 下列关于脓肿切开引流要求的相关叙述，不正确的是（　　）。
   A. 切口位置应在脓腔的重力低位　　B. 一般切开至黏膜下或皮下即可
   C. 切口长度取决于脓肿部位的深浅与脓肿的大小　　D. 应尽力选用口外引流
   E. 颜面脓肿应顺皮纹方向切开

参考答案： 3. D；4. D

（刘　冲）

任务 2.11　牙及牙槽骨损伤的诊断与处理

实训目标

熟悉牙损伤后松动、脱位及牙槽骨骨折的X线表现、诊断、处理原则及固定方法。

▼ 实训内容

1. 复习牙及牙槽骨损伤的检查方法及其X线表现。
2. 实习牙及牙槽骨损伤后的结扎方法。

▼ 实训准备

头颅标本、典型牙及牙槽骨损伤的X线片、结扎丝、牙弓夹板、持针器、钢丝剪、牙颌模型。

▼ 方法和步骤

1. 复习牙及牙槽骨损伤的情况　如牙脱位、牙槽骨骨折等；并复习脱位牙的处理原则，脱位牙及牙槽骨骨折后的复位固定方法及其适应证。

2. 读片　牙脱位及牙槽骨骨折的X片。

3. 在牙颌模型上进行各种结扎法。

（1）金属丝结扎法：用一根长结扎丝围绕损伤牙及其两侧2～3个健康牙的唇（颊）舌侧，作一总的环绕结扎；再用短的结扎丝在每个牙间作补充垂直向结扎，使长结扎丝圈收紧。

（2）"8"字结扎法：用一根长结扎丝一折二后，一根由唇（颊）侧穿过牙间隙，围绕损伤牙舌侧自另一侧牙间隙穿出；另一根围绕损伤牙唇侧后穿入牙间隙，围绕邻牙舌侧后自牙间隙穿出，最后将二结扎丝扎紧。

（3）牙弓夹板固定法：先将脱位的牙或牙槽骨复位后，再将牙弓夹板弯成与局部牙弓一致的弧度，与每个牙相紧贴，夹板的长度应为脱位牙或牙槽骨加上相邻两侧至少两个牙以上的长度，然后用

0.25 ~ 0. 5 mm 直径的不锈钢丝结扎，将每个牙与夹板固定在一起；先结扎健康牙，后结扎脱位牙，所有结扎丝的头，在扭紧后剪短，并推压至牙间隙处，以免刺激口腔黏膜，如图 2-11-1 所示。

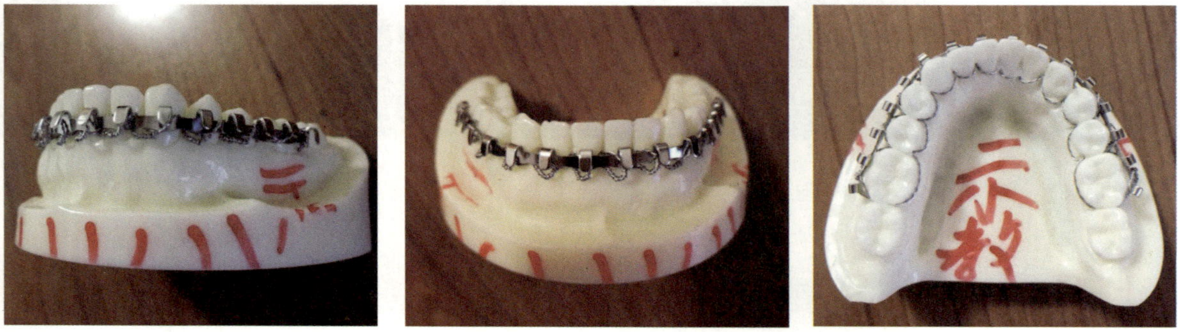

图 2-11-1　牙弓夹板固定法

▼ 实训评分

评定学生对急性下颌智齿冠周炎病例诊治及口内脓肿切开引流术的掌握程度。

评分内容		分值	得分	合计
评分标准（100 分）	1. 金属丝结扎法：			
	结扎位置的准确性和整体外形	10 分		
	牢固程度	10 分		
	垂直结扎丝的断端处理	10 分		
	2. “8” 字结扎法：			
	结扎位置的准确性和整体外形	10 分		
	牢固程度	10 分		
	垂直结扎丝的断端处理	10 分		
	3. 牙弓夹板结扎法：			
	结扎位置的准确性和整体外形	10 分		
	牢固程度	10 分		
	垂直结扎丝的断端处理	10 分		
	牙弓夹板是否与牙面贴合	10 分		

▼ 作业

1. 牙槽突骨折结扎固定时间至少是（　　）。
   A. 1 周　　B. 2 周　　C. 4 周
   D. 6 周　　E. 8 周
2. 牙折常发生于（　　）。
   A. 下前牙区　　B. 上前牙区　　C. 尖牙
   D. 前磨牙区　　E. 磨牙区
3. 诊断牙槽突骨折最有力的证据是（　　）。
   A. 牙龈撕裂　　B. 牙齿松动　　C. 牙齿移位，咬合关系紊乱
   D. 摇动损伤区的牙时，可见邻近数牙随之移动　　E. 局部疼痛，不敢咬合

4. 牙槽突骨折后用牙弓夹板、金属丝等方法固定时，注意应至少跨过骨折线（　　）个正常牙位。

A. 2　　B. 3　　C. 4

D. 5　　E. 6

5. 牙槽突骨折可采用（　　）。

A. 颌间牙弓夹板　　B. 单颌牙弓夹板　　C. 切开复位

D. 颅颌绷带固定　　E. 坚强内固定

参考答案： 1. C；2. B；3. D；4. B；5. B

（刘　冲）

重点笔记

任务 2.12　颌骨骨折诊断与处理

实训目标

1. 通过读片，熟悉上下颌骨、颧骨、颧弓等骨折的 X 线表现。
2. 初步掌握颌间牵引固定方法。

▼ 实训内容

1. 颌骨骨折 X 线片读片方法和 X 线表现。
2. 示教颌内固定与颌间牵引方法。

▼ 实训准备

头颅标本，典型的上、下颌骨骨折片的 X 线片，结扎丝，牙弓夹板，持针器，钢丝剪，牙颌模型，20 cm 长的铝丝和橡皮圈。

▼ 方法和步骤

1. X 线片读片及骨折种类。

X 线片包括华特位片、上下颌骨正侧位片、曲面断层片、颧弓切线位片，讲授正确的读片方法。

骨折种类：上颌骨 Lefort Ⅰ、Ⅱ、Ⅲ型骨折（图 2-12-1）；下颌骨正中线、颏孔、下颌角、颏突颈部骨折、颧骨、额弓骨折。

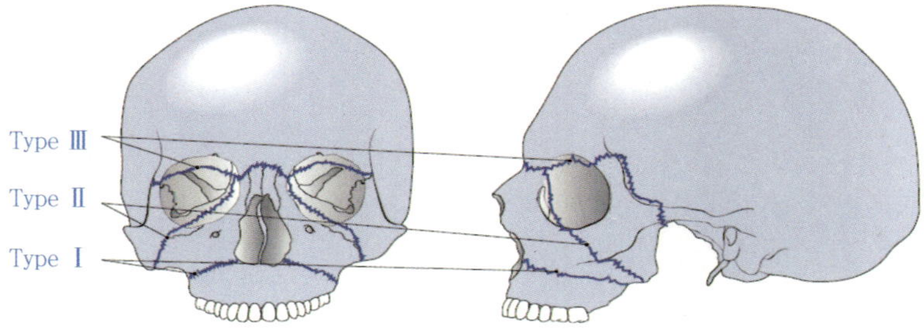

图 2-12-1　上颌骨 Lefort Ⅰ、Ⅱ、Ⅲ型骨折

2. 带钩铝丝夹板制作。

（1）金属丝的选择：常用 2 mm 直径的铝丝和 0.25 mm 直径的细钢丝。

（2）先在铝丝上弯制挂钩：取 20 cm 长的铝丝，由一端向另一端弯制几个挂钩，两钩间的距离为 1 ～ 1.5 cm，每个钩高 3.5 ～ 4 mm。挂钩在铝丝上的布置要事先测定，应放在牙间隙处。具体弯制方法是，先将铝丝弯 180° 对折并拢，然后用钢丝钳夹住对折处 2 mm，用左手拇指将两股铝丝扳直，便形成了一个挂钩。依照此法分别制作上颌和下颌带钩铝丝夹板。

3. 带钩铝丝夹板的外形弯制、结扎和橡皮圈牵引。

（1）沿石膏模型的牙弓外形弯制夹板：将制作好的挂钩的上颌夹板挂钩向上安放于上颌牙弓颊侧牙颈部，并使挂钩与牙长轴成 35° ～ 45°，挂钩的末端离开牙龈 2 ～ 3 mm，以免挂上橡皮圈时压伤牙龈。使夹板与每个牙至少有一点接触。用同样的方法制作下颌夹板，但挂钩必须向下。

（2）栓结夹板：将细钢丝由每个牙齿的近远中牙间隙处从唇侧向颊侧穿出，注意穿过牙龈时勿刺破牙龈乳突或牙龈。尽量拉紧钢丝。穿好所有需要结扎的牙齿，将每个牙的金属丝的两股向铝丝夹板的上下分开，并依次将每个结扎丝扭紧。在扭紧钢丝时，应顺时针方向扭转，扭时稍加拉力，使扭结均匀而紧密，剪断多余钢丝，留下 3 mm 末端，并推压至牙间隙处，以免损伤口腔黏膜。

（3）安置橡皮圈：将上下颌模型合拢，用内径 4 ～ 6 mm，厚度 1.5 ～ 2 mm 的橡皮圈（可用止血带剪成），于适当的方向，连上下颌夹板的挂钩，使其产生与骨折错位方向相反的牵引力，如图 2-12-2 所示。

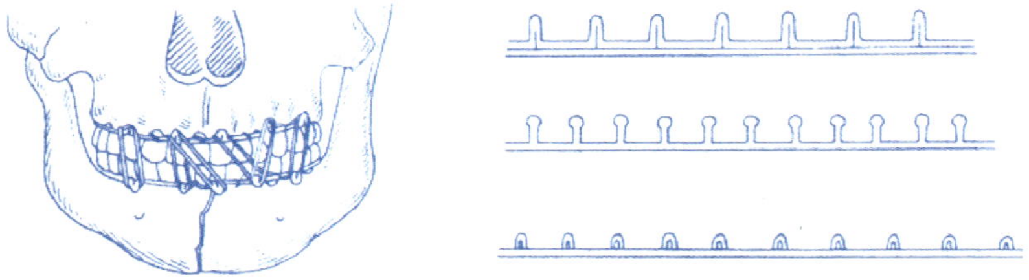

图 2-12-2　安置橡皮圈

▼ 思维导图

- 颌骨骨折的基本分类
  - 上颌骨骨折
    - Lefort Ⅰ型骨折（低位骨折、水平骨折）由梨状孔下方、牙槽突上方（基部）向两侧水平后延至上颌翼突缝
    - Lefort Ⅱ型骨折（中位骨折、锥形骨折）由鼻额缝向两侧横过鼻梁、眶内侧壁、眶底、颧上颌缝，再由上颌骨侧壁至翼突
    - Lefort Ⅲ型骨折（高位骨折、颧弓上骨折、颅面分离骨折）由鼻额缝向两侧横过鼻梁、眶部、经颧额缝后至翼突
  - 下颌骨骨折
    - 正中联合部骨折
    - 颏孔区骨折
    - 下颌角部骨折
    - 髁突骨折
  - 颧骨及颧弓骨折

实训评分

评定学生带钩铝丝夹板的制作和橡皮圈牵引的结果。

评分内容		分值	得分	合计
评分标准（100 分）	1. 夹板制作：			
	钩间距	10 分		
	钩高度	10 分		
	2. 外形弯制：			
	外形是否与牙面贴合	10 分		
	挂钩与牙体长轴的成角	10 分		
	3. 夹板结扎：			
	挂钩的方向	10 分		
	夹板的长度	10 分		
	结扎位置（包括挂钩末端至牙龈的距离）和整体外形	10 分		
	结扎牢固程度	10 分		
	垂直结扎丝的断端处理	10 分		
	安放橡皮圈的方向和牵引力量	10 分		

作业

1. 试述基本颌间牵引的步骤。
2. 下颌骨骨折好发的部位不包括（　　）。
   A. 正中联合部骨折　B. 髁突骨折　C. 下颌角部骨折
   D. 颏孔区骨折　E. 喙突骨折

参考答案：2. E

（刘　冲）

重点笔记

任务 2.13　口腔颌面部肿瘤

实训目标

1. 初步掌握专科病史的采集、写法及要求。
2. 熟悉口颌颈部肿物的检查方法、淋巴结检查方法、正确的读片方法。
3. 熟悉不同性质肿瘤的 X 线、CT 和 MRI 表现，活组织检查。

▼ 实训内容

1. 专科病史的写法及要求。
2. 示教口颌颈部肿物的检查方法。
3. 复习淋巴结检查方法。
4. 正确的读片方法及不同性质肿瘤的平片、CT 和 MRI 表现。
5. 示教活组织检查方法。
6. 以良性肿瘤为例，写一份门诊专科病史。
7. 以舌癌为例，写一份恶性肿瘤专科病史。

▼ 实训准备

专科病史，典型的良、恶性肿瘤病例（含舌癌病例）；典型的口腔颌面部软组织良、恶性肿瘤的平片、CT 和 MRI 图片；典型的颌骨良、恶性肿瘤的平片、CT 和 MRI 图片；活组织检查所需的手术器械（无菌手套、一次性使用口腔器械盒、酒精棉球、局麻药物及注射器、11 号尖刀及刀柄、血管钳和持针器、缝针及线、纱布若干等）；直尺、口镜、镊子、橡胶手套。

▼ 方法和步骤

1. 专科（门诊）病史的写法及要求。

（1）主诉：略。

（2）病史：略。

（3）检查：以口腔颌面部检查为主，如有全身性疾病时应做必要的体检，如心脏听诊、测量血压等。专科检查先口外再口内。

①口外检查内容：面部对称情况，如肿瘤累及面部，则应记录周界、直径大小（cm）、色泽、性质、活动度以及是否有功能障碍（包括感觉及运动）。必要时图示。淋巴结有无肿大，如肿大应记录部位、数目、性质、活动度及有无压痛等。另外如有颞下颌关节、唾液腺等疾病应做相应的检查。

②口内检查内容：张口度，张口型，病变部位、周界、大小、性质等，溃疡者应注意深部浸润块的大小及活动度。对于黏膜、牙列以及牙体、牙周情况亦应记录。

（4）记录特殊检查的结果。

（5）诊断：根据病史及检查分析结果作出诊断，包括肿瘤部位、良恶性、组织来源，恶性肿瘤还应作出 TNM 分类。如暂时不能诊断者，可作出"初步印象"。

（6）处理：治疗计划或进一步检查意见。

（7）签名：医师签名；实习医师应有上级医师签名。

2. 复习淋巴结检查方法并作相应的检查记录。

3. 正确的读片方法及不同性质肿瘤的平片、CT 和 MRI 表现。

（1）正确的读片方法见"口腔颌面医学影像诊断学"。

（2）教师示教阅读典型的口腔颌面部软组织良、恶性肿瘤的平片、CT 和 MRI 图片。

（3）教师示教阅读典型的颌骨良、恶性肿瘤的平片、CT 和 MRI 图片。

4. 活组织检查（穿吸或切取）：选择需活组织检查的病例一名，教师示教。

穿吸活检适用于肿瘤深在表浅组织完整者；切取活检适用于肿瘤表浅有溃疡者。

（1）体位：患者一般取坐位或半卧位，术者佩戴帽子、口罩，戴无菌手套。

（2）常规先口内后口外消毒、铺巾，注意病灶区消毒时不宜使用有色消毒液。

（3）麻醉：可采用表面涂敷麻醉或神经干阻滞麻醉，避免使用局部浸润麻醉（后者可能挤压肿瘤组织，易致转移或组织变形）。

（4）无论穿吸或切取都应注意手法轻柔，尽量减少对肿瘤组织的刺激。

（5）穿吸过程中始终保持穿刺针筒内负压，并作多方向穿吸，穿吸物应注射于滤纸上，立即送病理科进行细胞学或组织学检查。

（6）切取物应包括周围正常组织及肿瘤组织，切取应在溃疡边缘进行，不可从溃疡中心切取，以免无法作出病理诊断。术中注意使用新刀片，避免钳夹，以免造成组织机械性损伤而影响病理诊断。

（7）术后伤口可用纱条轻轻压迫 10 ~ 15 min 以防出血，如无效者可缝合 1 ~ 2 针，5 ~ 7 天后拆线。

（8）注意事项：①术区消毒应用无色液体；②术中应动作轻柔，减少对肿瘤的刺激；③切取标本不可挤压、钳夹，以免影响诊断。

5. 以良性肿瘤为例，写一份门诊病历。

6. 以舌癌为例，写一份恶性肿瘤专科病历。

▼ 实训评分

评定学生完成的以良性肿瘤患者为例的门诊病历。

评分内容		分值	得分	合计
评分标准（100分）	主诉：	10分		
	现病史（含有意义的既往史）：	20分		
	专科检查：			
	口外检查：	10分		
	口内检查：	10分		
	诊断：	10分		
	治疗计划：	10分		
	穿吸活检适用于__________	5分		
	切取活检适用于__________	5分		
	切取活检应包括__________和__________	10分		
	切取活检最好在__________切取	5分		
	切取活检时不宜用__________消毒剂	5分		

▼ 作业

1. 以下属于皮脂腺囊肿所特有的表现是（　　）。
   A. 常见于面部　B. 发生缓慢
   C. 囊壁与皮肤粘连，中央可有一色素点　D. 质地软，无压痛
   E. 边界清楚，可活动
2. 下列关于舌癌的叙述，错误的是（　　）。
   A. 以鳞癌多见　B. 多发生于舌缘，恶性度高　C. 常发生早期颈部淋巴结转移
   D. 舌尖部癌可以转移至颏下或直接至颈深中群淋巴结
   E. 转移途径多为直接浸润和种植转移
3. 舌癌的远处转移最多见于（　　）。
   A. 脑部　B. 肺部　C. 肝部
   D. 消化道　E. 骨组织

参考答案：1. C；2. E；3. B

（刘　冲）

重点笔记

任务 2.14　唾液腺疾病的诊治

实训目标

1. 掌握正确的唾液腺疾病专科病史采集、检查及病历书写方法。
2. 熟悉正常唾液腺及各种常见唾液腺疾病的影像学特点。

▼ 实训内容

1. 唾液腺疾病专科病历书写方法。
2. 示教唾液腺疾病病史采集和临床检查。

▼ 实训准备

口镜、指套或手套、方糖、滤纸、正常唾液腺及各种常见唾液腺疾病的影像学图片（下颌下腺导管结石平片、正常腮腺造影片和 MRI、慢性阻塞性腮腺炎和舍格伦综合征造影片和 MRI、腮腺良性和恶性肿瘤的 CT 和 MRI 表现）、专科病历卡。

▼ 方法和步骤

1. 专科病历的写法及要求、读片示教，相互体检。

（1）问病史：略。

（2）一般检查：①望诊，观察正常唾液腺的形态和大小，腮腺、下颌下腺导管口的位置和分泌物的特征。②触诊，见任务 2.1。

（3）分泌功能检查：①方糖试验或称 Faber 试验。②泪液滤纸试验或称 Schirmer 试验。

（4）复习唾液腺影像学读片：①下颌咬合片观察颌下腺导管结石。②正常腮腺造影正侧位片。③腮腺炎、舍格伦综合征的腮腺造影和 MRI 特点。④正常腮腺的 CT 和 MRI 影像。⑤腮腺肿瘤的 CT 和 MRI 影像特点。

（5）同学相互专科检查。

2. 唾液腺疾病的病史采集和临床检查　选一名唾液腺（腮腺或下颌下腺炎）的患者，教师示教问病史和检查，同学记录，并书写病历。

（1）询问病史。

（2）专科检查：阳性体征及有鉴别意义的阴性体征。

（3）写一份病史。

▼ 思维导图

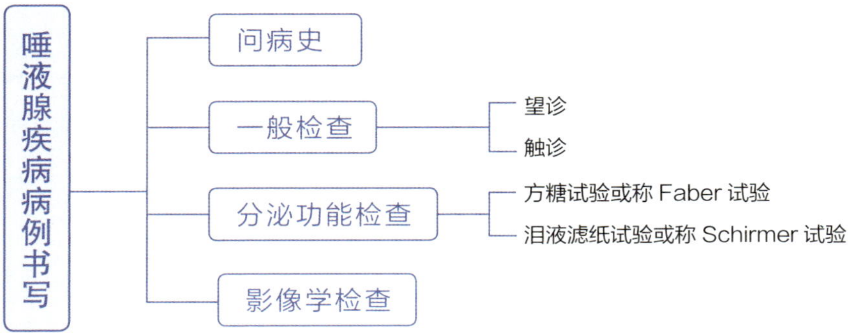

▼ 实训评分

评定学生以腮腺疾病为例写的一份专科病历。

编号________　门诊号________　X 线片号________　病理切片号________

姓名______　性别______　年龄______　籍贯______　省______　市/县　已/未婚　立卡日期______

单位（部门）名称________　职业________　电话________

本人住址：______省______市/县______区______路______弄______号______室

禁忌药物：

评分内容			分值	得分	合计
评分标准（100 分）	病史摘要	主诉	10 分		
		现病史	20 分		
	专科检查	口外检查	20 分		
		口内检查	10 分		
	特殊检查结果		5 分		
	诊断		15 分		
	治疗计划		15 分		
	禁忌药物		5 分		

学生姓名：　　　　　　　　　　评　　分：

班　　级：　　　　　　　　　　教师签名：

日　　期：

▼ 作业

1. 试述唾液腺疾病专科检查要点。
2. 在大唾液腺中，多形性腺瘤最常见于（　　）。

A. 下颌下腺　　B. 舌下腺　　C. 腮腺
D. 唇腺　　E. 腭腺

3. 混合瘤的好发部位依次是（　　）。

A. 腭腺、腮腺、舌下腺　　B. 下颌下腺、舌下腺、腭腺
C. 腮腺、舌下腺、下颌下腺　　D. 舌下腺、下颌下腺、腮腺
E. 腮腺、下颌下腺、舌下腺

4. 下列有关慢性阻塞性腮腺炎的说法，错误的是（　　）。

A. 多为单侧受累　　B. 多发生于儿童　　C. 男性发病略多于女性
D. 晨起感觉腮腺区发胀　　E. 有“咸味”液体自导管口流出

参考答案：2. C；3. E；4. B

（刘　冲）

重点笔记

任务 2.15 颞下颌关节疾病

实训目标

1. 掌握正确的专科病史采集、检查及病历书写方法。
2. 熟悉正常颞下颌关节及各种常见疾病的影像学特点。

实训内容

1. 示教颞下颌关节专科病例，包括问诊、专科检查。同学实习互相检查专科情况。
2. 示教阅读各种用于颞下颌关节疾病诊断的常见影像学图片的正确方法及常见病的影像学特点。
3. 示教专科病历书写。
4. 写一份专科病历。

实训准备

口镜、镊子、指套或手套、直尺、各种常见关节疾病的影像或图片（正常关节平片、CT 和 MRI，骨关节病平片、CT 和 MRI，正常关节造影和关节盘移位的造影和 MR，关节强直的平片和 CT）、专科病历卡。

方法和步骤

1. 颞下颌关节疾病问诊及专科检查方法示教，同学相互检查。

（1）问病史：略。

（2）检查内容：①关节；②关节周围肌、骨；③𬌗；④颈椎及其他。

（3）关节检查（包括关节区张力或压痛点，关节运动度，关节杂音）

1）关节区张力或压痛点：双侧关节同时进行，通过触诊外耳道前壁、关节盘后区、关节髁突外侧，评判闭口时的关节区张力或压痛点。外耳道前壁触诊可用小指，关节髁突外侧可用中指或示指。如关节盘移位患者，可有关节盘后区及关节髁突外侧压痛；骨关节病可有髁突、关节结节区压痛；化脓性关节炎各区均有压痛。

2）关节运动度：垂直中切牙张口度、侧方运动度、关节髁突运动度及运动轨迹。其中，垂直中切牙张口度及侧方运动度均以上下中切牙中线及切缘为参照进行测量；关节髁突运动度以触诊髁突外侧作出初步判断；运动轨迹通过观察张闭口运动时的下切牙中线轨迹进行评判。

3）关节杂音：包括弹响、摩擦音及破碎音，可由触诊关节外侧判断。

弹响分张闭口初、中、末期，通常由关节盘突发性地撞击关节结节及髁突而引起，常发生于可复性盘移位患者。

摩擦音由骨面与骨面的直接接触或粗糙的关节面之间的接触而产生，常见于关节盘穿孔时的髁突与关节结节直接接触或较严重的骨关节病中。

破碎音由关节盘破裂或软骨性游离体互相撞击和挤压产生。

（4）肌、骨：

1）对称性：上、下颌骨左右对称性，结合咀嚼或其他习惯进行评判。

2）肌张力：肌张力高低、肌痉挛及肌震颤等情况。

3）压痛点：各咀嚼肌附着点及肌区有无压痛点。

（5）颌：

1）排除牙源性疾病所引起的疼痛。

2）𬌗分类：Angle 分类、缺牙情况、错位牙、𬌗面磨耗情况等。

（6）颈椎及其他：颈椎的动度及杂音，周围肌肉压痛点及张力等。全身其他大小关节的情况、其他系统性病症及心理学方面的问题等。

2. 病例示教　见图 2-15-1。

（1）关节紊乱病（可复盘移位或不可复盘移位）。

（2）颞下颌关节强直（真性关节强直）。

（3）同学互相模拟脱位的手法复位方法。

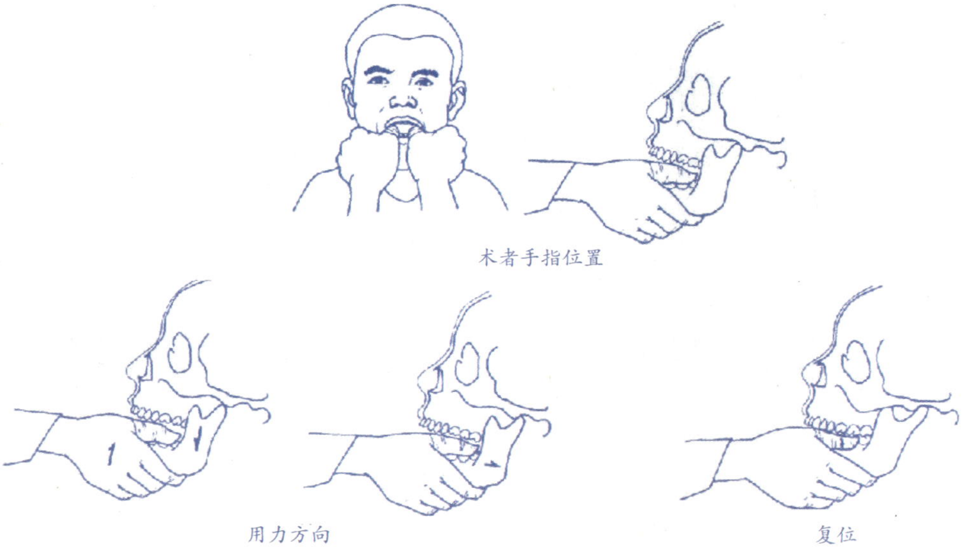

图 2-15-1　颞下颌关节前脱位口内复位法

3. 写一份专科病史　选一名关节紊乱病（可复盘移位或不可复盘移位）患者，教师示教问病史和检查，同学记录，并书写病历。

▼ 实训评分

评定学生以颞下颌关节盘移位为例，书写一份专科病历。

编号______ 门诊号______ X线片号______ 病理切片号______

姓名______ 性别______ 年龄______ 籍贯______省______市/县 已/未婚 立卡日期 ___

单位（部门）名称______ 职业______ 电话______

本人住址______区______路______弄______号______室

主诉（10分）:______

现病史（10分）:______

自发痛　咀嚼痛　张口痛　下颌前伸痛　左/右侧向运动痛

目前能进食：硬食、普食、软食、流汁

其他：

咀嚼习惯　全身关节炎　精神因素　创伤史　夜磨牙史

专科检查	
检查项目	检查内容
颌面对称（2分）： 运动情况（8分）： 压痛点（10分）： 杂音（12分）： 𬌗关系（8分）： 影像学（10分）： 诊断（15分）： 治疗计划（15分）：	张口度___cm；张口型，绞锁感，下切牙中线居中，偏左___cm，偏右___cm 左/右髁突______，左/右关节结节______，左/右关节窝______，左/右盘后区，右外耳道 左/右肌区：咬肌　颞肌　翼内肌　翼外肌　胸锁乳突肌　其他 弹响（4）张口初/中/末　闭口初/中/末　单声　连续 摩擦音（4）张口初/中/末　闭口初/中/末　单声　连续 破碎音（4）张口初/中/末　闭口初/中/末　单声　连续 前牙深覆𬌗　牙列缺失　𬌗创伤

学生姓名：　　　　评　　分：

班　　级：　　　　教师签名：

日　　期：

▼ 作业

1. 颞下颌关节紊乱病是口腔颌面部常见病之一，下列年龄组中患病率、就诊率最高的是（　　）。
   A. 15岁以内　B. 20岁以内　C. 20～30岁
   D. 40～50岁　E. 50岁以上
2. 引起颞下颌关节内强直的炎症病变中最常见的是（　　）。
   A. 类风湿性关节炎　B. 化脓性中耳炎　C. 下颌骨骨髓炎
   D. 血源性化脓性关节炎　E. 坏疽性口炎

参考答案：1. C；2. B

（刘　冲）

任务 2.16 神经疾患

实训目标

通过专科病例示教，以及同学间的专科检查，掌握正确的专科病史采集、检查及病历书写方法。

▼ 实训内容

1. 三叉神经痛询问病史和检查示教。
2. 三叉神经痛专科病历书写。

▼ 实训准备

颌面部三叉神经及面神经分布挂图或标本、口镜、手套或指套、棉签等。

▼ 方法和步骤

1. 通过挂图或标本复习颌面部三叉神经及面神经分布。

2. 典型原发性三叉神经痛病例示教　选一名三叉神经痛患者，教师示教问病史和检查，同学记录，并书写病历。

（1）详细询问病史：①起病时间；②初发时的症状，包括发作时间的长短、每次发作间隔时间、疼痛的程度、扳机点的位置、在什么情况下可诱发疼痛发作等；③曾用什么方法治疗，包括药物治疗、封闭治疗、手术治疗等；经治疗后效果如何，有无不良反应或并发症。

（2）专科检查：

1）疼痛的区域（三叉神经痛Ⅰ/Ⅱ/Ⅲ）。

2）扳机点的位置：用拂诊、揉诊、触诊、压诊方法检查。

①拂诊：用棉签轻触面部皮肤以检查扳机点位置。

②揉诊：用示指对面部皮肤进行连续回旋式重揉以激发扳机点产生疼痛。

③触诊：用示指触摸扳机点。

④压诊：用较大的力进行触诊。

3）疼痛发作时的临床表现，包括各种动作。

4）疼痛发作时是否伴有面肌抽搐（痛性痉挛）。

5）三叉神经功能检查：三叉神经痛缓解后检查面部感觉、腭反射、角膜反射、咀嚼肌功能。

①面部感觉检查：用尖锐物轻刺面部皮肤，检查时需两侧面部同区对比。

②腭反射检查：用棉签轻触腭部黏膜，可引起软腭上抬，表示腭反射存在。

③角膜反射检查：张眼侧视，用棉签轻触角膜能引发快速闭眼动作，表示角膜反射存在。

④咀嚼肌功能检查：用殆力测定仪能确定其功能状态。

（3）诊断与鉴别诊断。

（4）治疗：①介绍药物治疗，尤其是卡马西平的药理性质、用法及不良反应；②封闭治疗的方法及药物（包括硫酸镁、无水酒精及无水甘油）；③手术治疗，包括神经撕脱、病灶清除术、组织埋线疗法和颅内手术；④射频温控热凝治疗，介绍原理、治疗特点、治疗过程中可能出现的并发症；⑤三叉神经－血管减压术，治疗特点及术中术后可能出现的并发症。对每一类治疗方法进行疗效及适应证评估。

（5）示教封闭治疗：过程与局部麻醉类似。

3. 周围性（Bell）面瘫的典型病例示教　选一名周围性面瘫患者，教师示教；若无病例，仅作复习讲解。

（1）详细询问病史：

1）发病前是否有风寒史、病毒感染史，外伤史或中风史。

2）发病后的治疗情况，包括药物及理疗等。

3）治疗后的效果如何。

（2）临床表现：

1）静态时的睑裂大小（与正常侧对比）、鼻唇沟丰满度和口角下垂程度。

2）动态时额纹存在与否、眼睑闭合程度、鼓腮或吹口哨是否漏气。

3）舌味觉及运动度检查。

4）听力检查。

5）泪腺分泌检查。

（3）诊断与鉴别诊断：对面神经损害的部位进行定位。着重指出周围性与中枢性面瘫临床表现的不同点及其重要意义。

（4）简述面瘫的治疗方法，尤其是急性期、恢复期的治疗，应以药物、理疗为主；同时对可能的病因进行治疗。简单介绍陈旧性面瘫的治疗方法及目前存在的问题。

4. 写一份三叉神经痛专科病史。

▼ 思维导图

- 原发性三叉神经痛病例
  - 详细询问病史
    - 起病时间
    - 初发时的症状
    - 曾用什么方法治疗
  - 专科检查
    - 疼痛的区域
    - 扳机点的位置
    - 疼痛发作时的临床表现，包括各种动作
    - 疼痛发作时是否伴有面肌抽搐
    - 三叉神经功能检查
  - 诊断与鉴别诊断
  - 治疗
    - 药物治疗
    - 封闭治疗
    - 手术治疗
    - 射频温控热凝治疗
    - 三叉神经血管减压术

▼ 实训评分

评定学生以三叉神经痛为例书写的一份专科病历。

编号________ 门诊号________ X线片号________ 病理切片号________

姓名________ 性别________ 年龄________ 籍贯________省________市/县 已/未婚 立卡日期________

单位（部门）名称________ 职业________ 电话________

本人住址：________ 省________ 市/县 ________ 区________ 路________ 弄________ 号 ________ 室

禁忌药物：

评分内容				分值	得分	合计
评分标准（100分）	病史摘要		主诉	10分		
			现病史	15分		
	专科检查	口外检查	面部对称	4分		
			疼痛区域	6分		
			面部抽搐	4分		
			扳机点记录	6分		
			面部感觉功能	4分		
			角膜反射	2分		
			腭反射	2分		
			咀嚼肌运动功能与对侧比较	2分		
		口内检查	牙列情况	3分		
			病灶牙	3分		
			聆关系	3分		
			口腔黏膜	6分		
	实验室及其他辅助检查			6分		
	疼痛部位			4分		
	诊断			10分		
	治疗计划			10分		

作业

1. 试述三叉神经痛的专科检查内容有哪些。
2. 以下关于三叉神经痛的叙述，错误的是（　　）。
   A. 三叉神经痛分为原发性和继发性两种
   B. 疼痛可自发，也可由刺激扳机点引起
   C. 原发性三叉神经痛患者无论病程长短，神经系统检查极少有阳性体征
   D. 角膜反射的改变常提示器质性三叉神经痛
3. 目前治疗三叉神经痛的首选药物是（　　）。
   A. 氯硝西泮　B. 苯妥英钠　C. 卡马西平
   D. 山莨菪碱　E. 七叶莲
4. 三叉神经疼痛性质如（　　）。
   A. 电击样　B. 针刺样　C. 刀割样
   D. 撕裂样　E. 以上均是

参考答案：2. E；3. C；4. E

（刘　冲、何　灿）

重点笔记

模块三

口腔内科学

序号	主要内容
1	任务 3.1　口腔内科检查及病历书写
2	任务 3.2　石膏牙洞形制备
3	任务 3.3　离体牙洞形制备
4	任务 3.4　窝洞充填术
5	任务 3.5　离体牙开髓术
6	任务 3.6　盖髓术
7	任务 3.7　离体牙根管预备术
8	任务 3.8　离体牙根管充填术
9	任务 3.9　龈上洁治术
10	任务 3.10　龈下刮治术及根面平整

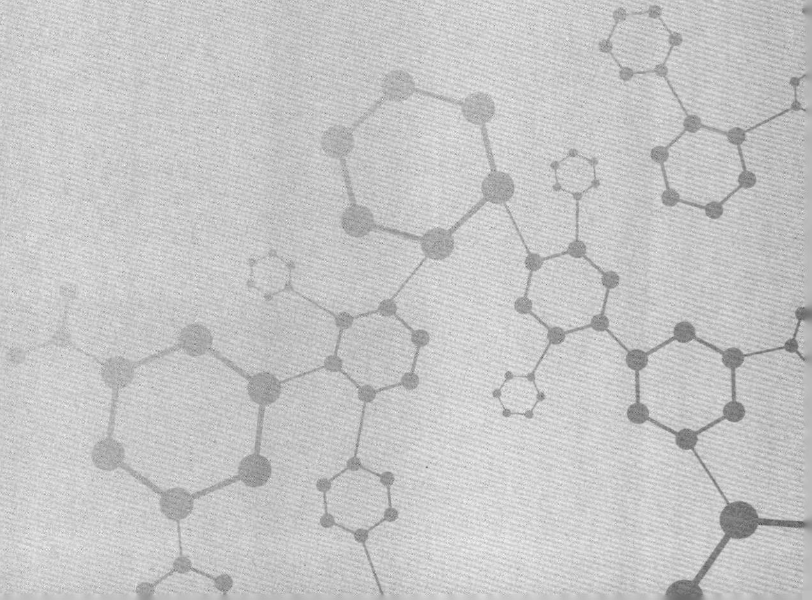

任务 3.1 口腔内科检查及病历书写

实训目标

1. 熟悉口腔检查的基本器械及各器械的作用。
2. 掌握各器械的握持及使用方法。
3. 掌握口腔基本的检查方法及结果记录。
4. 掌握病历的格式及书写要求。

▼ 实训内容

1. 观看示教片，教师示教口腔检查并讲解病历的书写要求。
2. 学生之间医患角色互换，相互进行口腔检查，完成病历记录。

▼ 实训准备

1. 器材准备　一次性器械盘（牙科镊子、探针、口镜）、牙胶棒、酒精灯等，如图 3-1-1、图 3-1-2 所示。

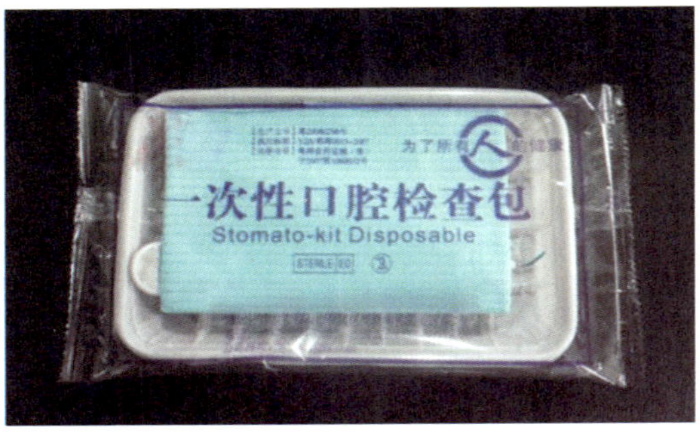

图 3-1-1　一次性口腔检查包

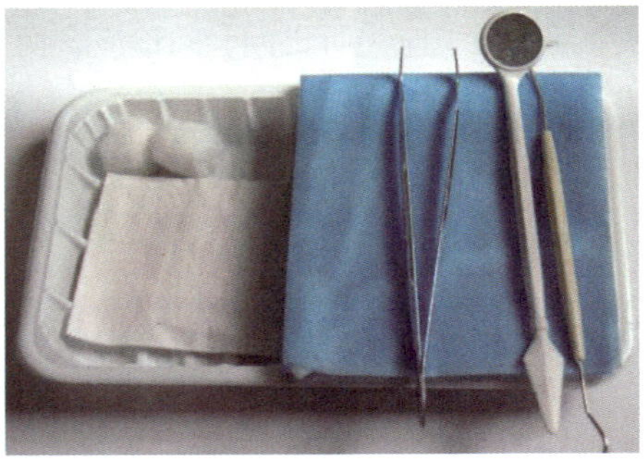

图 3-1-2　消毒盘（含牙科镊子、探针、口镜）

2. 医患体位调整。

（1）医生姿势及体位：医生位于被检查者右侧，端坐直立，双肩持平，上身直立，与地面接近垂直，上臂自然下垂，肘部与患者头部高度平齐，大腿平面与地面平行，小腿与地面垂直。

（2）被检查者（患者）体位：患者仰卧，椅背与地面呈 30° ~ 45° ，患者大张口，上颌𬌗平面与地面大约呈 45° ，下颌𬌗平面与地面大约平行。

▼ 方法和步骤

1. 理论复习　口腔基本的检查方法和特殊检查方法及结果记录。

2. 教师示教　一名学生扮演患者，教师示范讲解医生姿势及体位、椅位调整器械的握持及使用、口腔检查的方法及结果的记录。

3. 学生相互进行口腔检查，完成病历记录。

学生间相互检查：器械的握持及使用。

（1）器械的握持方法：握笔法和掌拇指法。

（2）支点的选择及确定：医生一般用小手指和无名指作为支点。支点的选择根据检查牙位的不同而不同，一般最好选择在相邻的牙位上，有时候也可选择在对颌牙或者对侧牙位上，前牙的检查支点可选在口外。

▼ 注意事项

1. 温度测试前，必须向患者说明检查的目的以及可能出现的症状，不能贸然开始检查。

2. 温度测试时，必须先测正常的对照牙，然后测患牙。

3. 牙髓电活力测试禁用于安装了心脏起搏器或者电子设备的患者。

4. 对于深龋温度测试时，应先测试唇颊侧颈 1/3，观察反应是否与正常对照牙一样；如果一样，可将冷热测试物流入龋洞内，再观察患者反应。

5. 邻面浅龋 X 线片无法显示时，可使用牙线法检测，将牙线楔入邻面，然后紧贴邻面拉出来，观察牙线是否有断毛情况，以此判断邻面是否有龋坏。

6. 门诊病历各个项目的书写要求都不一样，主诉、现病史都以患者口述进行描述；口腔检查、诊断等则需要以口腔专业术语来表达。

7. 医生问诊时，应先听再问，问诊应言简意赅，条理清楚，语言应通俗易懂，不能使用专业术语。医生可适当提醒，帮助患者尽可能表达清楚病情及经过，但不可诱导甚至代为表述。问诊时医生应注意保护患者的隐私。

▼ 实训评分

评定学生对口腔检查及病历书写的掌握程度。

<table>
<tr><th colspan="3">评分内容</th><th>分值</th><th>得分</th><th>合计</th></tr>
<tr><td rowspan="7">评分标准（100分）</td><td colspan="2">口腔检查时医患体位关系，医生口镜、探诊、镊子等的握持及使用方法</td><td>10 分</td><td></td><td rowspan="7"></td></tr>
<tr><td rowspan="2">牙体探诊、牙周探诊</td><td>牙体探诊时，医生采取握笔式或改良握笔式握持探针，必须要有支点，邻面探诊时用三角弯，颊面、舌面、𬌗面探诊时用圆弯</td><td>10 分</td><td></td></tr>
<tr><td>牙周探诊时，必须要有稳定的支点，每个牙检查 6 个位点，即近中颊、颊正中、远中颊、近中舌、舌正中、远中舌，每次移动均紧贴根面，平行于长轴，探诊力度为 20 ~ 25 g</td><td>10 分</td><td></td></tr>
<tr><td colspan="2">温度测试时，提前告知患者测试的目的及可能出现的感觉，叮嘱患者有症状举左手示意；温度测试时，应先测正常的对照牙，再测患牙；测试患牙前，应干燥隔湿，测唇颊侧颈 1/3；并能够准确记录检测结果</td><td>20 分</td><td></td></tr>
<tr><td>叩诊</td><td>先扣正常牙，再扣患牙，力度应由轻到重</td><td>10 分</td><td></td></tr>
<tr><td>松动度检查</td><td>前牙应用镊子夹住切缘 1/3，轻摇患牙；后牙应将镊子合拢，抵在中央窝的位置，轻摇牙齿；能够根据方向或者幅度准确地记录结果</td><td>10 分</td><td></td></tr>
<tr><td>病历书写</td><td>门诊病历的各项目书写规范，诊断明确，条理清楚</td><td>30 分</td><td></td></tr>
</table>

▼ 作业

1. 判断深龋洞底是否有穿髓孔，应采用的方法是（　　）。

A. 视诊　　B. 探诊　　C. 温度测试

D. X 线片　　E. 以上都对

2. 邻面潜行性龋，深度已到达牙本质，此时应采用的方法是（　　）。

A. 视诊　　B. 探诊　　C. 温度测试

D. X 线片　　E. 以上都对

3. 深龋进行温度测试时，牙髓活力是（　　）。

A. 敏感　　B. 正常　　C. 迟钝

D. 坏死　　E. 充血

4. 问诊时，下列选项中不正确的是（　　）。

A. 问诊前，应先认真倾听患者的病情陈述，不能随便打断患者

B. 问诊时应有条理，言简意赅

C. 问诊时表述应通俗易懂

D. 患者表述不清时，医生可提醒甚至可代为患者表述

E. 应保护患者隐私

参考答案： 1. B；2. D；3. B；4. D

（陈　欢）

任务 3.2 石膏牙洞形制备

实训目标

1. 熟悉制备石膏牙洞的基本工具和器械。
2. 掌握各类窝洞的制备及设计要点。
3. 掌握各类窝洞的抗力形和固位形设计要点。

▼ 实训内容

1. 介绍石膏牙雕刻的工具及各工具的使用方法。

2. 在石膏牙上练习各类洞的制备过程，以及抗力形和固位形的设计要点。

▼ 实训准备

石膏牙、雕刀、毛刷、红蓝铅笔、一次性水杯等，石膏牙雕刻视屏及录像带，高清摄像头及投影仪。

▼ 方法和步骤

1. 取 4 颗放大 20 倍的石膏牙（前牙、前磨牙、上颌磨牙和下颌磨牙各一颗），识别牙位及牙面。

2. 用铅笔在各石膏牙上画出各类窝洞的设计外形。

（1）石膏前牙近中邻面画出邻面单面洞外形，圆三角形，尖朝向切缘，底与龈缘大致平行，另外两条边与唇面和舌面大致平行；在远中邻面和舌面画出复面洞外形，远中邻面画出梯形，唇侧洞底略宽于舌侧洞口，舌面画出鸠尾形态。

（2）在石膏牙前磨牙颈 1/3 处，画出半圆形形态。

（3）在上颌石膏牙磨牙殆面窝沟点隙处，围绕窝沟点隙画出圆缓的洞形。

（4）在石膏牙磨牙近中邻面画出邻殆面复面洞形态，邻面画出梯形形态，殆面画出鸠尾形态。

3. 按照所画形态，雕刻出窝洞形态。

注意事项

1. Ⅱ类洞邻𬌗面洞制备时，𬌗面鸠尾峡宽度应为所在牙颊舌径宽度的1/4 ~ 1/3，鸠尾峡应位于𬌗面，与轴髓线角之间应有间隔，鸠尾固位形应避开重要的牙尖和三角嵴，鸠尾体部应呈圆缓的曲线。

2. Ⅱ类洞轴髓线角应圆钝，邻面的轴壁应呈弧形。

3. 前牙Ⅲ类洞舌侧鸠尾峡的宽度应为舌侧洞口宽度的1/3 ~ 1/2。

4. Ⅴ类洞轴壁应与颊面弧度平行。

5. 石膏牙窝洞雕刻时注意器械握持方法要正确，窝洞雕刻时一定要有支点。

实训评分

评定学生对石膏牙窝洞制备的掌握程度。

评分内容		分值	得分	合计
评分标准（100分）	Ⅰ类洞和Ⅱ类洞𬌗面洞制备时，底平壁直	10分		
	Ⅰ类洞和Ⅱ类洞𬌗面洞制备时，洞缘线呈圆缓曲线	10分		
	Ⅲ类洞舌侧鸠尾峡位置及形态正确	10分		
	Ⅲ类洞邻面洞形态呈梯形	10分		
	Ⅱ类洞邻面洞形态呈梯形，轴壁呈弧形，颊侧和舌侧侧壁外展至自洁区	30分		
	Ⅱ类洞𬌗面鸠尾形态设计正确，鸠尾峡的宽度和位置正确	20分		
	Ⅴ类洞洞形正确，轴壁应与颊面弧度平行	10分		

作业

1. 磨牙Ⅱ类洞𬌗面鸠尾峡的宽度应为所在牙颊舌径的（　　）。
   A. 1/2 ~ 1/3　　B. 1/4 ~ 1/3　　C. 1/4 ~ 1/5
   D. 1/5 ~ 1/6　　E. 以上都对

2. 前牙Ⅲ类洞舌面洞鸠尾峡的宽度是舌方洞口宽度的（　　）。
   A. 1/2 ~ 1/3　　B. 1/4 ~ 1/3　　C. 1/4 ~ 1/5
   D. 1/5 ~ 1/6　　E. 以上都对

3. 磨牙邻𬌗面洞制备时，邻面洞龈壁的宽度至少为（　　）。
   A. 2 ~ 2.5 mm　　B. 1 ~ 1.5 mm　　C. 2 ~ 3 mm
   D. 4 ~ 5 mm　　E. 3 ~ 4 mm

4. Ⅴ类洞设计时，最重要的固位形是（　　）。
   A. 倒凹固位　　B. 侧壁固位　　C. 鸠尾固位
   D. 梯形固位　　E. 以上都不对

参考答案： 1. B；2. A；3. B；4. A

（陈　欢）

任务 3.3 离体牙洞形制备

实训目标

1. 熟悉离体牙制备的基本工具和器械。
2. 掌握各类窝洞的制备及设计要点。
3. 掌握各类窝洞的抗力形和固位形设计要点。

实训内容

1. 介绍离体牙的识别方法及离体牙制备的工具及各工具的使用方法。

2. 参照之前离体牙上练习各类洞的制备过程，利用临床工具在离体牙上进行窝洞制备，并在离体牙上设计各类窝洞的抗力形和固位形。

实训准备

高速手机、离体牙、裂钻、球钻、倒锥钻，离体牙雕刻视频及录像带，高清摄像头及投影仪。

方法和步骤

1. 取 4 颗离体牙（前牙、前磨牙、上颌磨牙和下颌磨牙各一颗），识别牙位及牙面。

2. 用铅笔在各离体牙上画出各类窝洞的设计外形。

（1）在离体前牙近中邻面画出邻面单面洞外形，圆三角形，尖朝向切缘，底与龈缘大致平行，另外两条边与唇面和舌面大致平行；在远中邻面和舌面画出复面洞外形，远中邻面画出梯形，唇侧洞底略宽于舌侧洞口，舌面画出鸠尾形态。

（2）在离体前磨牙颈 1/3 处，画出半圆形形态。

（3）在上颌离体磨牙殆面窝沟点隙处，围绕窝沟点隙画出圆缓的洞形。

（4）在下颌离体磨牙近中邻面画出邻殆面复面洞形态，邻面画出梯形形态，殆面画出鸠尾形态。

3. 按照所画形态，用高速手机制备出窝洞形态，并设计出相关的抗力形和固位形。

▼ 注意事项

1. Ⅱ类洞邻殆面洞制备时，殆面鸠尾峡宽度应为所在牙颊舌径宽度的1/4 ~ 1/3，鸠尾峡应位于殆面，与轴髓线角之间应有间隔，鸠尾固位形应避开重要的牙尖和三角嵴，鸠尾体部应呈圆缓的曲线。

2. Ⅱ类洞轴髓线角应圆钝，邻面的轴壁应呈与邻面相平行的弧形。

3. 前牙Ⅲ类洞舌侧鸠尾峡的宽度应为舌侧洞口宽度的1/3 ~ 1/2。

4. Ⅴ类洞轴壁应与唇颊面弧度平行。

5. 离体牙制备时，高速手机采取握笔式，操作时一定要有支点。

▼ 实训评分

评定学生对离体牙窝洞制备的掌握程度。

评分内容		分值	得分	合计
评分标准（100分）	Ⅰ类洞和Ⅱ类洞殆面洞制备时，底平壁直	10分		
	Ⅰ类洞和Ⅱ类洞殆面洞制备时，洞缘线呈圆缓曲线	10分		
	Ⅲ类洞舌侧鸠尾峡位置及形态正确	10分		
	Ⅲ类洞邻面呈梯形	10分		
	Ⅱ类洞邻面洞形态呈梯形，轴壁呈弧形，颊侧和舌侧侧壁外展至自洁区	30分		
	Ⅱ类洞殆面鸠尾形态设计正确，鸠尾峡的宽度和位置正确	20分		
	Ⅴ类洞洞形正确，轴壁应与颊面弧度平行	10分		

▼ 作业

1. 离体牙制备时，高速手机的握持方法应采取（　　）。

A. 抓握式　　B. 掌拇指式　　C. 握笔式

D. 反掌拇指式　　E. 以上都不对

2. 前牙Ⅲ类洞邻面洞的固位形应为（　　）。

A. 鸠尾固位　　B. 侧壁固位　　C. 倒凹固位

D. 梯形固位　　E. 以上都不对

3. 前磨牙Ⅴ类洞制备时，洞深应为（　　）。

A. 2 ~ 2.5 mm　　B. 1 ~ 1.5 mm　　C. 2 ~ 3 mm

D. 4 ~ 5 mm　　E. 3 ~ 4 mm

4. 银汞合金充填的窝洞，洞深至少应为（　　）。

A. 1 mm　　B. 1.5 mm　　C. 2 mm

D. 3 mm　　E. 4 mm

参考答案： 1. C；2. D；3. B；4. B

（陈　欢）

任务 3.4　窝洞充填术

实训目标

1. 掌握光固化复合树脂充填的基本方法（酸蚀法）以及玻璃离子的应用方法。
2. 掌握复合树脂及玻璃离子充填窝洞的制备要求。
3. 熟悉复合树脂及玻璃离子的性能及应用范围。

▼ 实训内容

1. 复习光固化复合树脂和玻璃离子的性能及使用范围。
2. 光固化复合树脂充填前牙Ⅲ类洞。
3. 学习玻璃离子的调制、垫底和充填方法，玻璃离子练习充填Ⅴ类洞。

▼ 实训准备

离体牙、高速手机、慢速弯机、光敏刀、粘固粉充填器、一次性调拌纸、塑料调拌刀、玻璃板、金属调拌刀、金刚砂车针、抛光轮、小棉棒，复合树脂、酸蚀剂、黏结剂、玻璃离子水门汀、高清摄像头及投影仪。

▼ 方法和步骤

1. 光固化复合树脂充填前牙Ⅲ类洞。

（1）比色：在自然光线和牙面湿润的情况下，根据正常的牙体组织或邻牙的颜色进行比色。

（2）垫底护髓：中龋及以上窝洞应衬洞和垫底。中龋可直接用玻璃离子进行单层垫底，深龋或近髓病变可先用氢氧化钙衬洞，然后用玻璃离子垫底。垫底后修平垫底材料表面，制备倒凹。

（3）牙面酸蚀、冲洗、干燥，涂黏结剂：酸蚀剂涂布在洞壁、短斜面及垫底材料表面，酸蚀 30 ~ 60 s，冲洗 10 ~ 15 s，吹干牙面，干燥隔湿。用小毛刷涂黏结剂，光照 20 s。

（4）充填并固化复合树脂：每次充填 2 mm 左右的复合树脂，加压致密，尤其是洞缘及点线角处，光固化灯光照 20 ~ 40 s。

（5）修整外形、抛光。

2. 玻璃离子充填Ⅴ类洞。

（1）隔湿、清洁、干燥窝洞。

（2）将调好的玻璃离子用充填器置入窝洞内，向洞底轻压。

（3）修整外形。

▼ 注意事项

1. 复合树脂充填前，应向患者说明充填达到的效果，避免患者期望值过高。
2. 酸蚀后的牙面应呈白垩色，如遇唾液、手指触摸、喷水中的混油等污染，必须重新酸蚀。
3. 光固化时，术者必须使用黄色遮光镜片，避免用眼睛直视光源，造成视网膜受损。
4. 玻璃离子充填后，必须涂防水漆。
5. 玻璃离子充填时，材料不能调拌过稀，否则会导致强度降低，溶解度增加。
6. 玻璃离子调拌时，必须用塑料调拌刀和一次性调拌纸。

▼ 实训评分

评定学生对窝洞充填术的掌握程度。

评分内容		分值	得分	合计
评分标准（100 分）	复合树脂充填前垫底护髓	10 分		
	比色	10 分		
	牙面酸蚀、冲洗、干燥，涂黏结剂	30 分		
	充填并固化复合树脂	10 分		
	修整外形、抛光	10 分		
	玻璃离子充填Ⅴ类洞时，隔湿、清洁、干燥窝洞	10 分		
	将调好的玻璃离子用充填器置入窝洞内，向洞底轻压	10 分		
	修整外形	10 分		

▼ 作业

1. 酸蚀剂酸蚀牙釉质的时间，一般是为（　　）。

A. 10 s　　B. 20 s　　C. 30 s

D. 40 s　　E. 50 s

2. 乳牙酸蚀的时间是（　　）。

A. 10 s　　B. 20 s　　C. 30 s

D. 40 s　　E. 60 s

3. 光固化灯光照时，光纤探头镜面距离牙面的距离不能超过（　　）。

A. 2 ～ 2.5 mm　　B. 1 ～ 1.5 mm　　C. 3 mm

D. 4 ～ 5 mm　　E. 3 ～ 4 mm

4. 复合树脂充填时，最佳的垫底材料是（　　）。

A. 氢氧化钙　　B. 氧化锌水门汀　　C. 玻璃离子水门汀

D. 磷酸锌水门汀　　E. 聚羧酸锌水门汀

参考答案： 1. C；2. E；3. C；4. C

（陈　欢）

重点笔记

任务 3.5　离体牙开髓术

实训目标

1. 掌握口腔内各类牙齿的髓腔解剖特点。
2. 掌握各常用器械的使用方法及注意事项。
3. 熟悉正确的口腔科医师体位、支点和术式的运用。

▼ 实训内容

1. 复习口腔内各牙的髓腔解剖形态（学生自学）。
2. 复习开髓术的要求和基本步骤。
3. 在离体牙上完成开髓术的操作。

▼ 实训准备

仿真头模、气动涡轮机、高速手机、低速手机、各类钻针、离体前牙、离体前磨牙、离体磨牙、口腔一次性器械盘、口镜、镊子、探针、15 号 K 形锉、根管口探针 DG16。

▼ 方法和步骤

1. 复习口腔内各牙的髓腔解剖形态。
2. 复习开髓术的要求和基本步骤。
3. 各类离体牙的开髓要点。

（1）上颌前牙开髓要点：

1）开髓洞形：唇舌径略大于近远中径的圆三角形，三角形底边朝向切缘并与之平行，尖朝向舌隆突，三角形的两腰分别与近远中边缘嵴平行。尖牙洞口外形为唇舌径略大于近远中径的椭圆形。

2）开髓步骤：调整仿真头模的位置与角度，右手采用握笔式握持手机，右手无名指和小手指作为支点，在口镜的配合下操作。开髓入口在舌隆突稍上方，将钻针与舌面垂直，到达釉质牙本质界时，移行钻针与牙体长轴平行，穿通髓腔后，先用小号 K 形锉进行根管探查，然后换用球钻提拉式揭除髓室顶，最后用金刚砂车针修整洞壁。

（2）下颌前牙开髓要点：

1）开髓洞形：洞口外形为唇舌径略大于近远中径的椭圆形。

2）开髓步骤：调整仿真头模的位置与角度，右手采用握笔式握持手机，右手无名指和小手指作为支点，在口镜的配合下操作。开髓入口在舌面窝，操作步骤基本与上颌前牙相同，洞口外形较上颌前牙小。

（3）上颌前磨牙开髓要点：

1）开髓洞形：开髓洞形为颊舌径大于近远中径的长椭圆形，颊舌径为殆面颊舌三角嵴中点之间的距离，洞形宽度为殆面近远中径的 1/3。

2）开髓步骤：调整仿真头模的位置与角度，右手采用笔式握持手机，右手无名指和小手指作为支点，在口镜的配合下操作。开髓入口部位在咬合面中央沟中点处，平行于牙体长轴进入，穿通髓腔后钻针与牙体长轴平行作颊舌向切削，用探针探查并揭除髓室顶，修整洞壁。

（4）下颌前磨牙开髓要点：

1）开髓洞形：开髓洞形为颊舌径大于近远中径的卵圆形。

2）开髓步骤：调整仿真头模的位置与角度，右手采用握笔式握持手机，右手无名指和小手指作为支点，在口镜的配合下操作。开髓入口部位在咬合面中央窝偏颊尖处，平行于牙体长轴进入，穿通髓腔后钻针与牙体长轴平行作颊舌向切削，用探针探查并揭除髓室顶，修整洞壁。

（5）上颌磨牙开髓要点：

1）开髓洞形：开髓洞形为颊舌径大于近远中径的圆三角形，三角形底边在颊侧，尖朝向腭侧。第二磨牙为较扁的三角形。

2）开髓步骤：调整仿真头模的位置与角度，右手采用握笔式握持手机，右手无名指和小手指作为支点，在口镜的配合下操作。开髓入口部位在咬合面中央窝处，平行于牙体长轴穿通髓腔，穿通髓腔后用探针探查并用球钻揭除髓室顶，修整洞壁。

（6）下颌磨牙开髓要点：

1）开髓洞形：开髓洞形为近远中径大于颊舌径的圆三角形，三角形底边在近中，尖朝向远中，洞形偏颊及近中。远中为双根管时，洞口为近远中径大于颊舌径的圆长方形。

2）开髓步骤：调整仿真头模的位置与角度，右手采用握笔式握持手机，右手无名指和小手指作为支点，在口镜的配合下操作。开髓入口部位在咬合面中央窝偏近中和颊侧处，平行于牙体长轴穿通髓腔，穿通髓腔后用探针探查并用球钻揭除髓室顶，修整洞壁。

▼ 注意事项

1. 上前牙开髓时，钻针应先垂直于舌面，至釉牙本质界后，应及时调整方向，与长轴平行，避免从唇侧穿孔。

2. 下前牙髓腔体积较小，应选择小号牙钻，避免邻面颈部穿孔。

3. 下前牙可能出现唇舌向双根管，洞口应略向舌侧牵拉，以免遗漏舌侧根管。

4. 上颌前磨牙应完整揭除髓室顶，避免将颊舌髓角当成根管口。

5. 上颌前磨牙揭除髓室顶时，钻针不可向近远中切削，以免形成台阶。

6. 上颌磨牙髓室顶与髓室底的间距较小，开髓时注意进针深度，以免损伤髓室底或穿孔。

▼ 实训评分

评定学生对离体开髓术的掌握程度。

评分内容		分值	得分	合计
评分标准（100分）	调整头模位置与角度，上颌殆平面与地面呈45°	15分		
	术者体位：右手采用握笔式握持手机，右手无名指和小手指作为支点，在口镜的配合下操作	15分		
	各类牙的开髓部位	20分		
	开髓的过程及步骤，开髓过程中钻针的方向控制，完整揭除髓室顶	30分		
	修整洞形：洞壁光滑，洞壁与髓室壁呈直线	20分		

▼ 作业

1. 上前牙开髓后，洞口应呈（　　）。
   A. 长方形　　B. 圆形　　C. 圆三角形
   D. 椭圆形　　E. 以上都不对
2. 上前牙开髓时，易发生的意外情况是（　　）。
   A. 易从邻面穿孔　　B. 易从舌面穿孔　　C. 易从唇面穿孔
   D. 容易形成台阶　　E. 以上都不对
3. 开髓时，易把颊舌髓角误当成根管口的牙是（　　）。
   A. 上颌磨牙　　B. 下颌磨牙　　C. 上颌前磨牙
   D. 下颌前磨牙　　E. 下前牙
4. 上颌前磨牙开髓后，洞口的近远中径是殆面近远中径的（　　）。
   A. 1/2　　B. 1/3　　C. 1/4
   D. 1/5　　E. 1/6

参考答案：1. C；2. C；3. C；4. B

（文　花）

重点笔记

任务 3.6 盖髓术

实训目标

1. 掌握盖髓术的原理和适应证。
2. 掌握盖髓术的操作技术。

▼ 实训内容

1. 观看教师示教离体牙盖髓术。
2. 学生利用离体牙完成盖髓术。

▼ 实训准备

治疗盘（口镜、探针、镊子）、离体磨牙、高速手机、裂钻、粘固粉充填器、玻璃板、调拌刀、氧化锌丁香酚水门汀、氢氧化钙水门汀、棉球、生理盐水、一次性注射器，如图 3-6-1—图 3-6-6 所示。

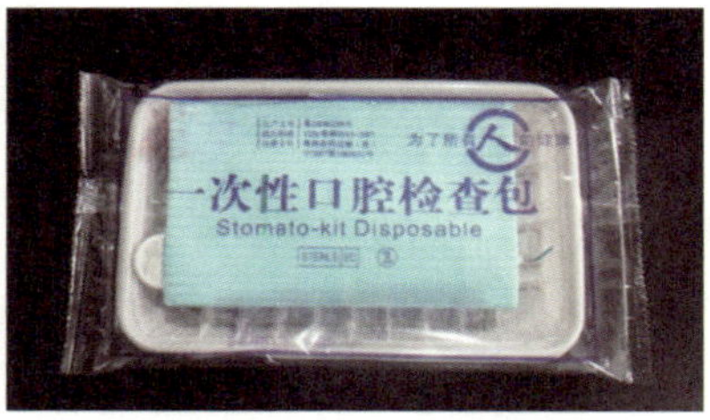

图 3-6-1　一次性口腔检查包

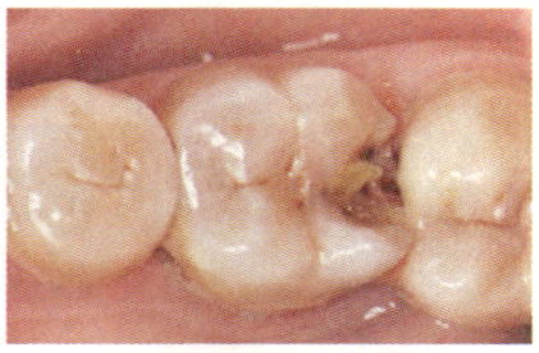
图 3-6-2　磨牙

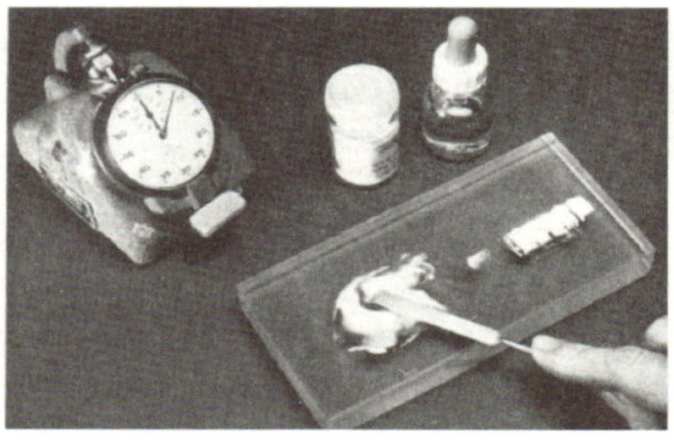
图 3-6-3　氧化锌丁香酚水门汀

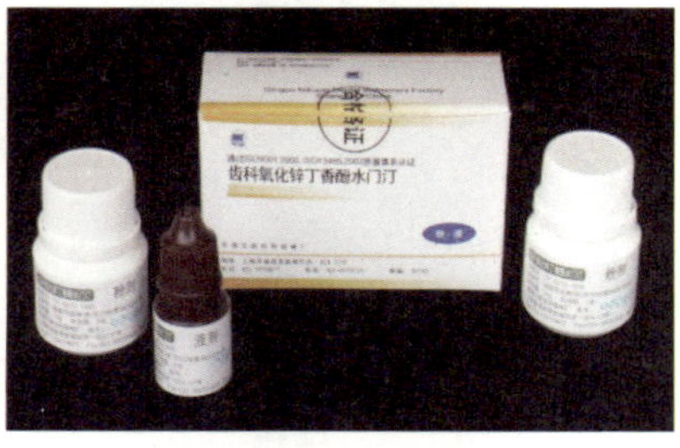
图 3-6-4　玻璃板、调拌刀

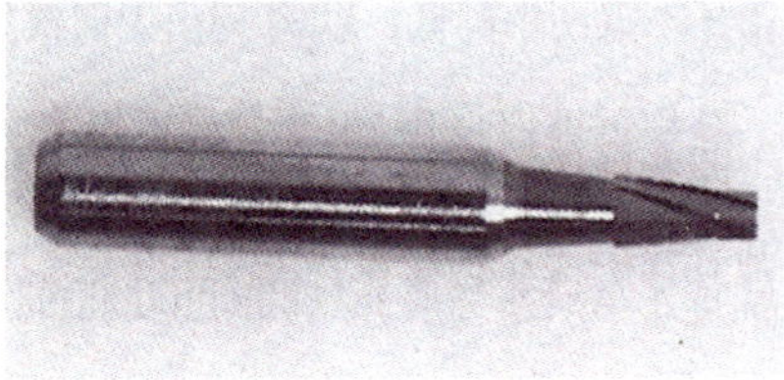

图 3-6-5 裂钻

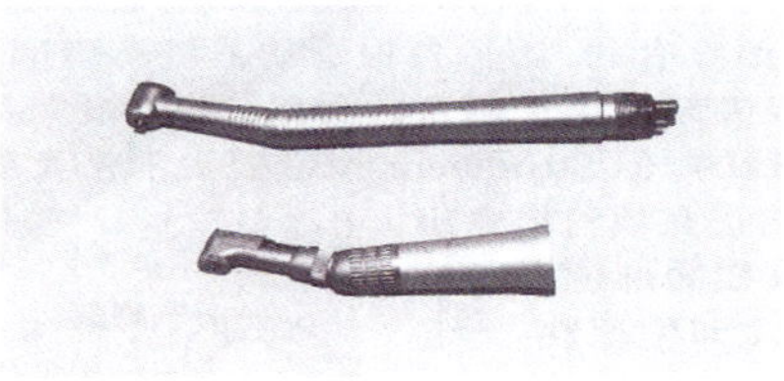

图 3-6-6 高、低速手机

▼ 方法和步骤

1. 理论复习 盖髓术的操作步骤及注意事项。

2. 教师示教 选择一个离体磨牙完成直接或者间接盖髓术。

3. 学生操作。

（1）去龋备洞：在离体磨牙上制备Ⅰ类洞，在其上行直接或间接盖髓术。

（2）冲洗、干燥：生理盐水缓慢冲洗窝洞，隔湿干燥。

（3）盖髓：调拌氢氧化钙粘固粉糊剂，用粘固粉充填器取适量氢氧化钙糊剂覆盖窝洞底部或用探针蘸适量氢氧化钙粘固粉糊剂覆盖穿髓孔处，厚度不小于 0.5 mm。

（4）充填：调拌氧化锌丁香油粘固粉，用粘固粉充填器取适量氧化锌丁香油粘固粉糊剂封闭窝洞，如图 3-6-7 所示。

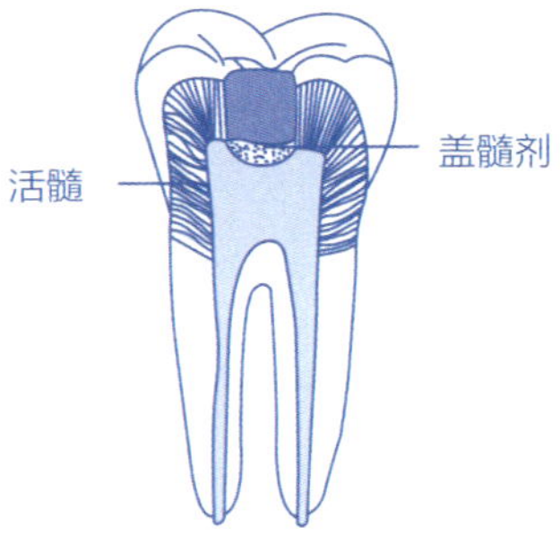

图 3-6-7 间接盖髓术示意图

▼ 注意事项

1. 手术中预防感染和减少创伤是治疗成功的关键，一定要求无菌操作。

2. 盖髓剂微粒可能渗入断面中损伤牙髓，要轻轻覆盖于牙髓断面，不要加压。

▼ 实训评分

评分内容			分值	得分	合计
评分标准（100 分）	窝洞制备	常规制备Ⅰ类洞，红笔标记假设穿髓孔	10 分		
	窝洞清洁	用生理盐水冲洗窝洞	15 分		
	干燥	棉球隔湿干燥	15 分		
	窝洞消毒	75% 乙醇棉球消毒窝洞	15 分		
	放置盖髓剂	氢氧化钙粘固粉糊剂覆盖窝洞底部	15 分		
	盖髓剂厚度	厚度不小于 0.5 mm	15 分		
	暂封窝洞	氧化锌暂封窝洞	15 分		

▼ 作业

1. 发生意外穿髓后，首选的处理是（　　）。

A. 扩大穿髓孔　　B. 用碘酒消毒　　C. 直接盖髓术

D. 封快失活剂　　E. 麻醉下拔髓

2. 盖髓术的原理如下，不正确的是（　　）。

A. 保留龋坏牙本质　　B. 用合适的盖髓剂　　C. 覆盖近髓或穿髓处

D. 防止或消除感染　　E. 促进牙髓组织修复

3. 直接盖髓术和间接盖髓术的适应证有哪些？

参考答案： 1. C；2. A

（文　花）

重点笔记

任务 3.7　离体牙根管预备术

实训目标

1. 掌握根管预备的器械和方法。
2. 掌握前牙的标准法预备技术及磨牙的逐步后退预备技术。

▼ 实训内容

1. 观看教师示教离体前牙及磨牙根管预备术操作步骤。
2. 学生利用离体牙完成前牙及磨牙根管预备术。

▼ 实训准备

治疗盘（口镜、探针、镊子）、开髓离体牙、高速手机、裂钻、根管器械盒、钢尺、拔髓针、光滑针、棉球、5 mL 注射器、生理盐水、双氧水、根尖定位仪、低速手机、G 钻、根管锉，如图 3-7-1—图 3-7-10 所示。

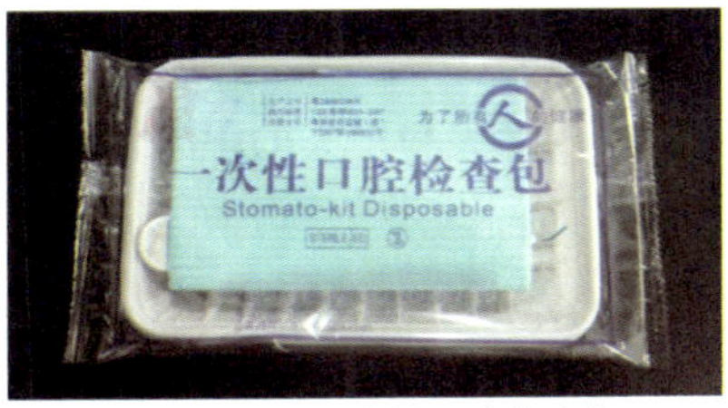

图 3-7-1　一次性口腔检查包

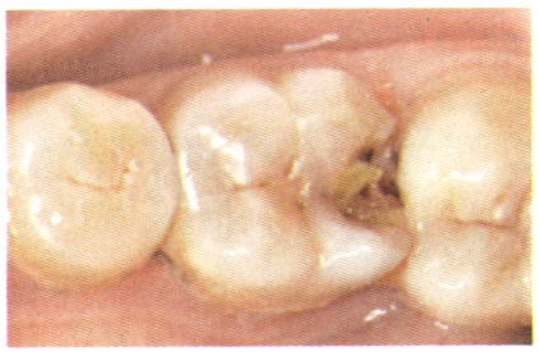

图 3-7-2　磨牙

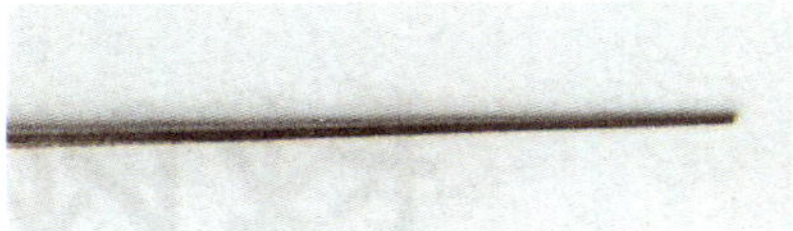

图 3-7-3　光滑针

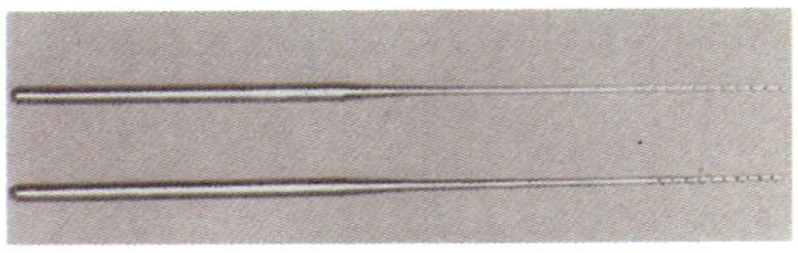

图 3-7-4　拔髓针

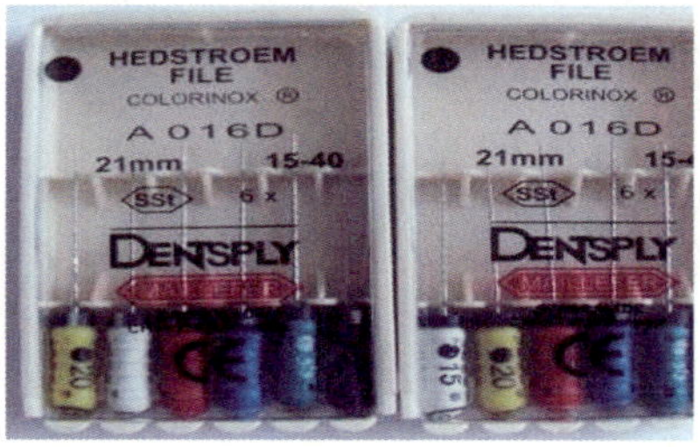

图 3-7-5　根管手用锉

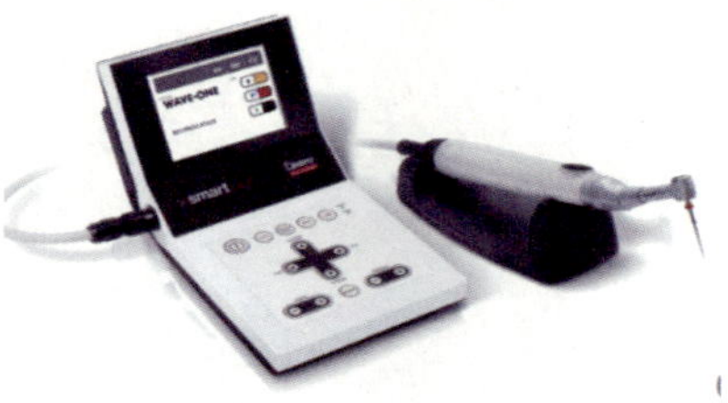

图 3-7-6　根管机用马达

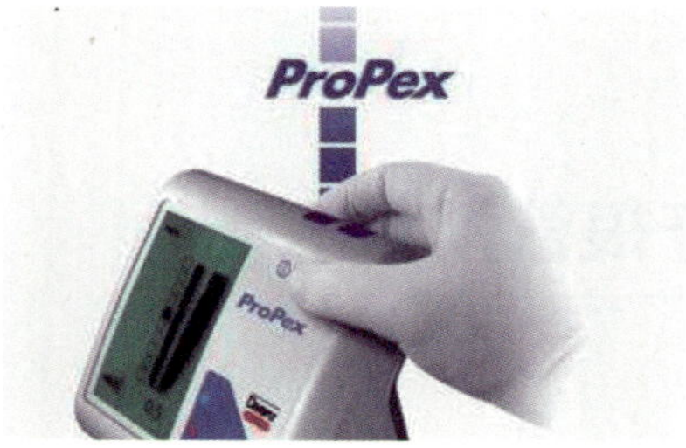

图 3-7-7　根尖定位仪

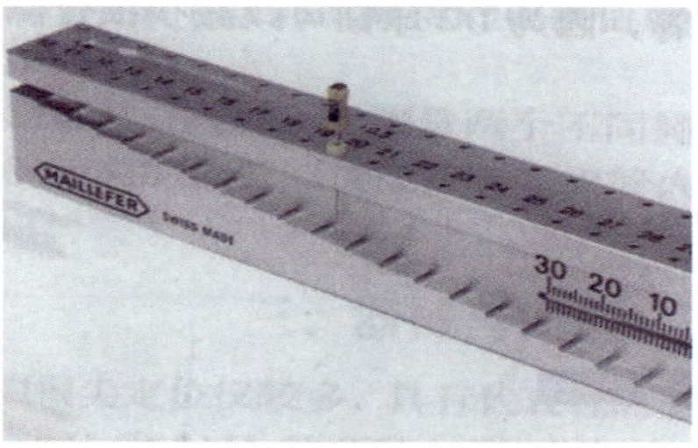

图 3-7-8　根管工作长度测量尺

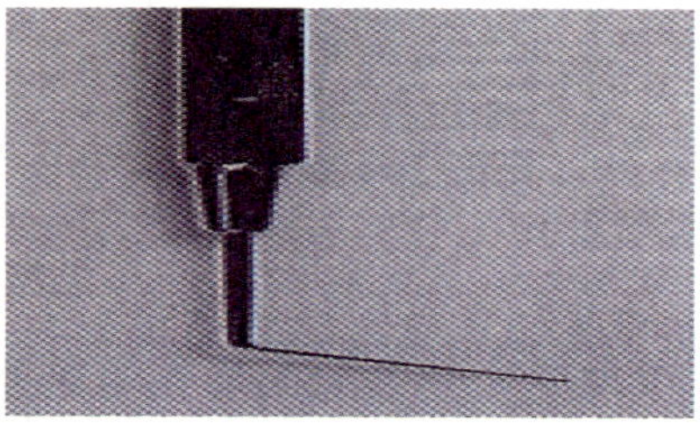

图 3-7-9　根管口探查器械

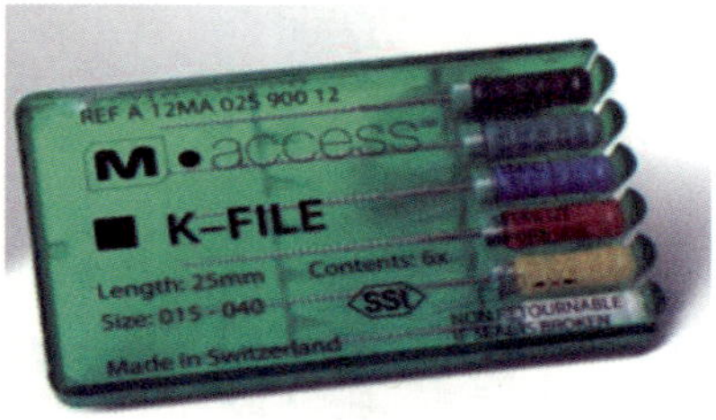

图 3-7-10　改良的 K 形锉

方法和步骤

1. 理论复习　根管预备的方法，标准预备技术及逐步后退预备技术的操作步骤及注意事项。

2. 教师示教　选择一个离体前牙用标准法演示根管预备术，离体后牙演示逐步后退法。

3. 学生操作。

（1）选择一个离体前牙或者前磨牙，开髓后进入髓腔，拔髓，用拔髓针沿根管壁插入深处，轻轻旋转 180° 抽出完整的牙髓组织。

（2）确定工作长度：工作长度 = 牙长 − 1.5 mm，方法有以下 3 种。

① X 线片法：在术前 X 线片上量出患牙长度，在此基础上，减去 1 mm 作为初始长度，按参照点以初始长度插入 15 号 K 形锉，拍 X 线片。在 X 线片上量出锉尖与根尖的距离，若该距离为 1 mm，则锉尖至橡皮片间的长度为工作长度，若该距离为 2 mm，则把初始长度加 1 mm 即为工作长度，若该距离大于 3 mm，则需重拍 X 线片。

②电测法：直接用根管测量仪测量根管长度，如图 3-7-11 所示。

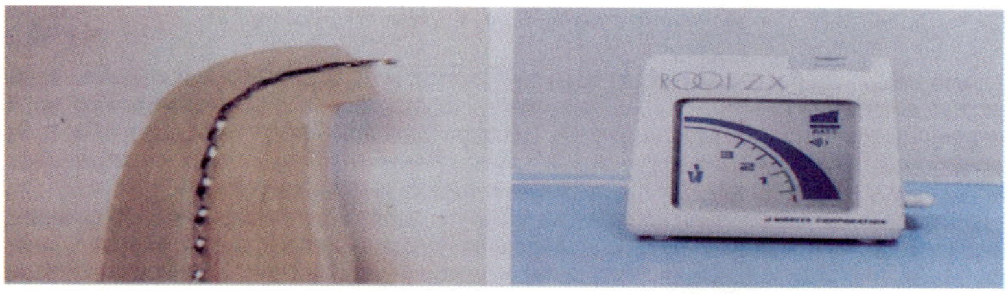

图 3-7-11　利用根尖定位仪测工作长度

③指感法：根尖发育完成的牙齿根尖孔狭窄，器械到达根尖狭窄处时，操作者手指感到明显阻力，继续用力，器械有落空感或患牙疼痛，这个阻力处即为牙本质－牙骨质界。测量距离即为工作长度。指感法的缺点是不可靠，需拍摄 X 线片证实。

（3）预备根管，前牙或前磨牙根管可以用标准法预备。标准法又称常规法，适用于粗直根管的预备，不宜在弯曲根管使用。开髓后，拔除牙髓组织，测量根管工作长度。K 形锉从小号到大号依次使用，每支器械达到工作长度。一般根管预备到 35# 或 40# 器械即可。

在根管内的切削方法主要为旋转手法和提拉手法。旋转手法：顺时针旋转 30° ~ 60° ，然后轻轻向下加压并逆时针旋转 30° ~ 60° ，最后向外提拉退出器械。如此反复，直至器械在根管内通畅、无阻力。提拉手法：将器械压向根管侧壁，呈圆周运动向外提拉 3 圈，使根管壁均匀扩大，直至器械在根管内通畅自如。

（4）选择一个离体磨牙开髓后进入髓腔，拔髓，用拔髓针沿根管壁插入深处，轻轻旋转 180° 抽出完整牙髓组织。

①探查所有根管口，疏通所有根管。

②分别确定所有根管的工作长度（见任务 3.7）。

③依次预备各个根管，磨牙根管可以用逐步后退或者逐步深入法预备。以逐步后退法为例。

根尖预备：首先选用一根既能深入根管达到工作长度，又稍有摩擦感的锉作为初尖锉，如初尖锉为 10#，初尖锉预备至主尖锉（25#），均达到工作长度，更换器械要回锉，冲洗液量约 2 mL。

逐步后退预备：根尖预备完成后，根管尖部和中部以器械每增加一号器械，操作长度减少 1 mm 的方法制备，通常增加 3 个器械号（30#、35#、40#）。

根管冠段预备：使用 1#、2#、3# G 钻，每换用大一号 G 钻时，操作长度减少 2 mm，同时用主尖锉回锉。

根管壁的修整：用主尖锉 25# 至工作长度预备，使管壁修整成连续的锥形。

逐步后退法如图 3-7-12 所示。

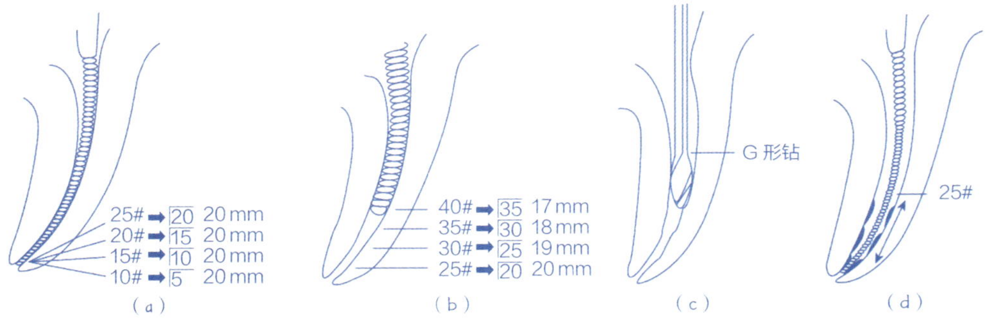

图 3-7-12　逐步后退法的示意图

▼ 注意事项

1. 工作长度尽量准确，减少误差。
2. 操作全神贯注，防止器械折断于根管内或者滑脱到消化道和呼吸道。
3. 使用标志片，防止器械超出根尖孔。
4. 器械使用时循号渐增，不能跳号，边扩锉边冲洗。
5. 通畅自如后，才能换用大一号器械，遇阻力不能强行。
6. 认真体会器械的旋转手法和提拉手法。

7. 磨牙根管较弯曲，注意器械易于解剖狭窄或者转折处折断。

8. 注意冲洗方法，避免将有害物质冲出根尖孔。

9. 严格遵守预备操作要领，达到预备要求。

▼ 实训评分

评分内容		分值	得分	合计
评分标准（100 分）	器械的选择	10 分		
	找根管口确定根管数量	10 分		
	根管工作长度确定	10 分		
	拔髓操作	10 分		
	器械的旋转提拉动作	10 分		
	根尖 1/3 预备	10 分		
	根中 1/3 预备	10 分		
	根冠 1/3 预备	10 分		
	边预备边冲洗	10 分		
	最终扩管根管壁的连续性	10 分		

▼ 作业

1. 前牙的工作长度具体是指（　　）。

A. 牙齿长度　　B. 根管长度

C. 开口到根尖端的长度　　D. 切端到根尖狭窄部的长度

E. X 线片上牙齿的全部长度

2. 常用根管锉的国际标准型号为（　　）。

A. A、B、C、D、E、F　　B. Ⅰ、Ⅱ、Ⅲ、Ⅳ、Ⅴ、Ⅵ

C. 1、2、3、4、5、6　　D. 15、20、25、30、35、40

E. 45、50、55、60、70、80

3. 根管成形的标准是：除年轻恒牙粗大根管外，应比初尖锉至少扩大（　　）。

A. 2 号　　B. 3 号　　C. 4 号

D. 5 号　　E. 视情况而定

4、下颌第一前磨牙开髓时，最易侧穿的部位是（　　）。

A. 舌侧　　B. 近中颈部　　C. 远中颈部

D. 颊侧　　E. 以上都不是

5. 根管扩大的注意事项中，错误的是（　　）。

A. 首先测定根管的工作长度　　B. 器械只应达到根尖狭窄处

C. 根管锉应逐号进行　　D. 每换一号器械行根管冲洗

E. 根管应尽量扩大以利于根管充填

6. 根管预备时，工作长度如何确定？

参考答案：1. D；2. D；3. B；4. A；5. E

（文　花）

任务 3.8　离体牙根管充填术

实训目标

1. 掌握根管充填的器械和使用方法。
2. 掌握单根管侧方加压充填的步骤和要点。
3. 了解热牙胶垂直加压技术。

▼ 实训内容

1. 观看教师示教离体牙根管充填术。
2. 学生利用离体牙完成根管充填术。

▼ 实训准备

治疗盘（口镜、探针、镊子）、已预备根管离体前牙、钢尺、光滑针、棉球、侧方加压器、根充糊剂、调拌刀、玻璃板、输送器、牙胶尖、酒精灯、挖器、垂直加压器、生理盐水、双氧水等，如图 3-8-1—图 3-8-4 所示。

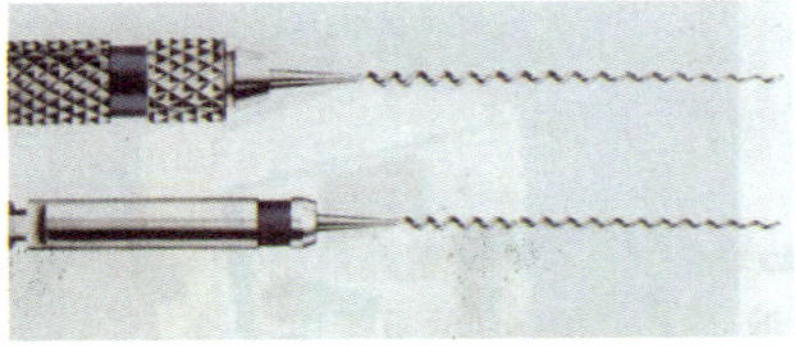

图 3-8-1　手用 、机用螺旋输运器

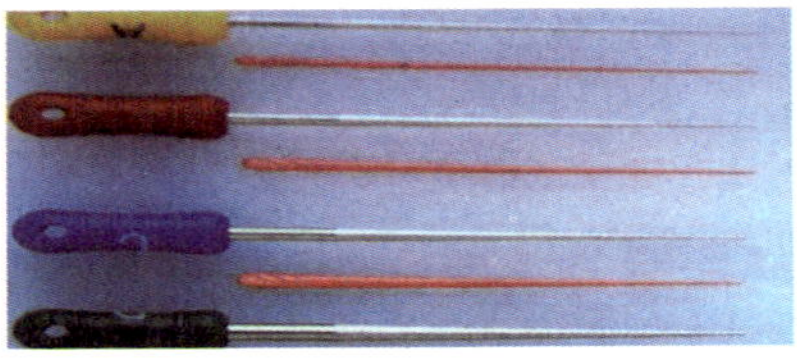

图 3-8-2　侧向加压器

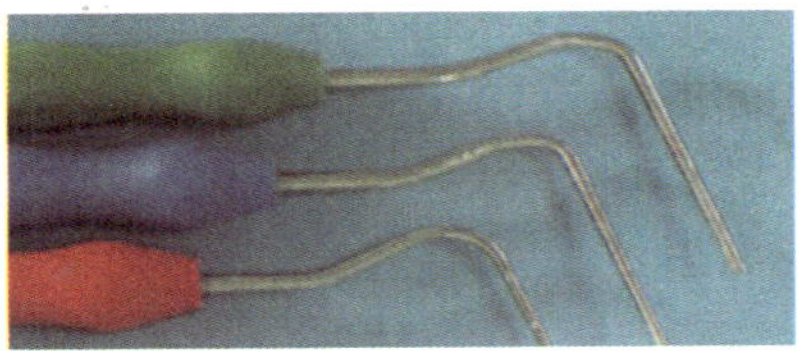

图 3-8-3　垂直充填器

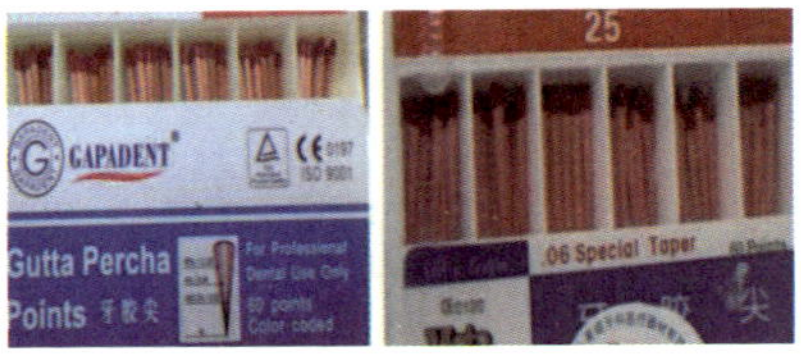

图 3-8-4　牙胶尖

▼ 方法和步骤

1. 理论复习　常用的根管充填术及其操作步骤。

2. 教师示教　教师选择前牙或者前磨牙进行根管充填术示教。

3. 学生操作。

（1）前牙冷牙胶侧方加压技术：

1）冲洗干燥根管：生理盐水冲洗根管，光滑针做棉捻干燥根管。

2）选择主牙胶尖：通常选择 30# 牙胶尖，必须同时满足长度和直径的要求，如图 3-8-5 所示。

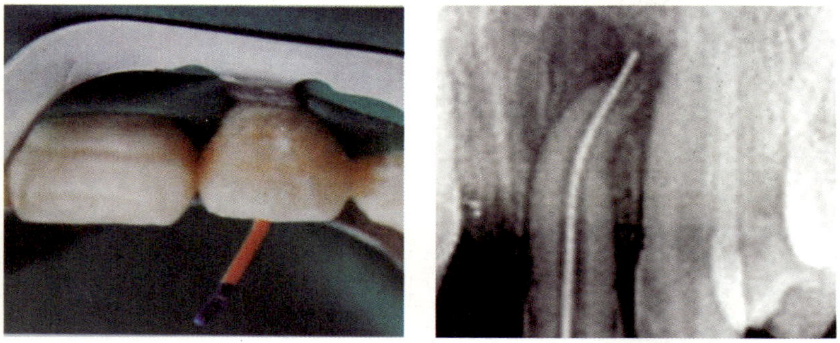

图 3-8-5　试尖

3）选择侧方加压器：选择 30# 不锈钢侧方加压器，配标志片。

4）调拌和导入根管封闭剂：玻璃板调拌封闭剂，用主牙胶尖蘸封闭剂，在根管内上下提拉或用 K 形锉尖端蘸封闭剂，逆时针旋转导入。

5）侧向加压主牙胶尖、放置副尖，如图 3-8-6 所示。

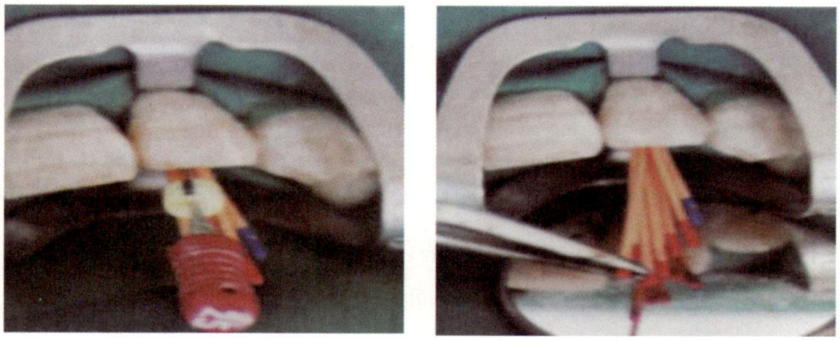

图 3-8-6　放置牙胶尖

6）根管充填完成：挖器加热后平根管口切断牙胶尖，用垂直加压器加压牙胶，如图 3-8-7 所示。

7）充填髓室：清理髓室，拍根充 X 线片，永久充填，如图 3-8-8 所示。

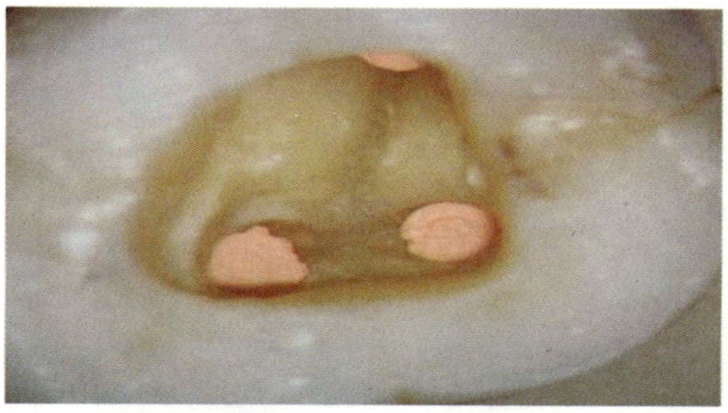

图 3-8-7　切断牙胶尖

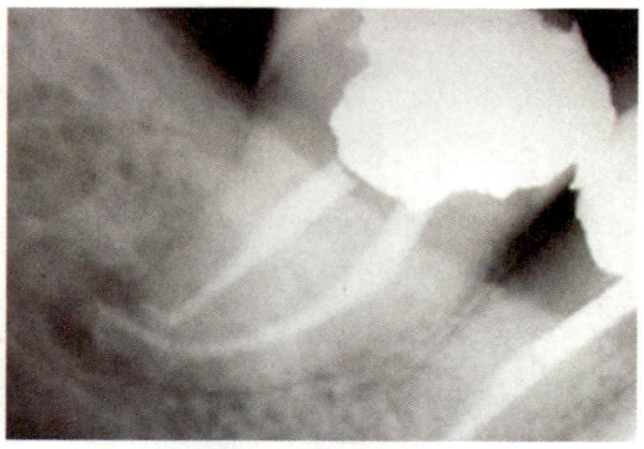

图 3-8-8　根充完成片

（2）热牙胶垂直加压技术：

热牙胶垂直充填设备，如图3-8-9所示。

1）除暂封材料，冲洗干燥根管。

2）选择大锥度主牙胶尖，拍试尖片，如图3-8-10所示。

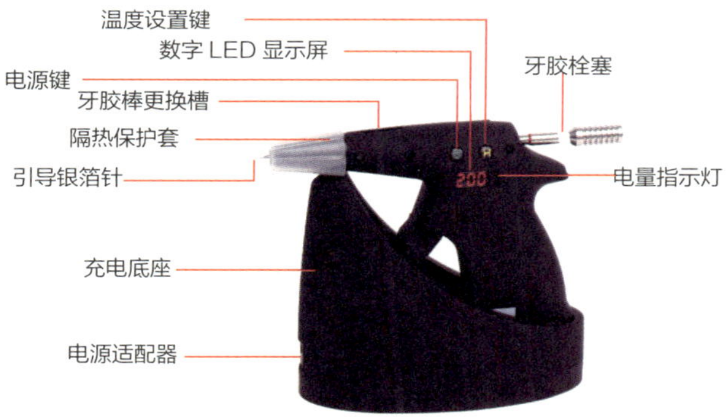

图3-8-9　热牙胶垂直充填设备

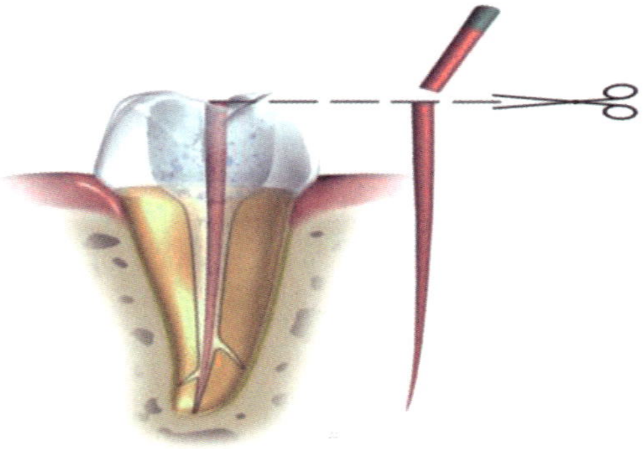

图3-8-10　大锥度牙胶尖试尖

3）选择垂直加压器（小、中、大号）。

4）涂布封闭剂。

5）垂直加压充填：①用电携热器切除根管口外的牙胶，断面下3～5 mm处牙胶软化，用大号垂直加压器缓慢、均匀地向根尖方向持续加压10～15 s，充填颈1/3根管侧支。②用电携热器切除根管口内2～3 mm牙胶，用中号垂直加压器缓慢、均匀地向根尖方向加压，充填根中1/3根管侧支。③重复以上步骤，充填根尖1/3根管侧支，如图3-8-11所示。

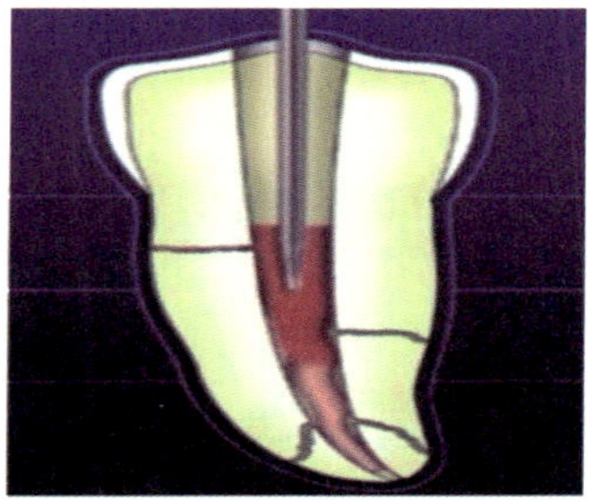

图3-8-11　垂直加压示意图

6）牙胶逆向充填：热牙胶垂直加压充填操作示意图，如图3-8-12所示。

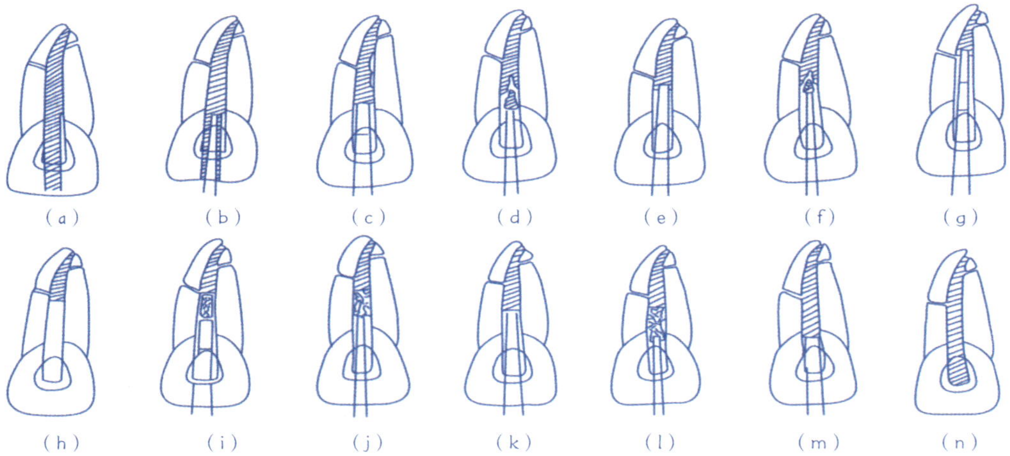

（a）选择主牙胶尖；（b）用电携热器去除上段牙胶；（c）大号加压器垂直加压；（d）用电携热器去除中段牙胶；（e）中号加压器垂直加压；（f）用电携热器去除下段牙胶；（g）小号加压器垂直加压；（h）根尖区充填完成；（i）根管中段加入牙胶；（j）用电携热器加热软化牙胶；（k）垂直加压充填根管中段；（l）根管冠段加入牙胶，用电携热器加热软化；（m）垂直加压充填根管冠段；（n）根充完成3-

图3-8-12　热牙胶垂直加压充填操作示意图

▼ 注意事项

1. 充填前试尖必须达到工作长度，也要与根尖狭窄处直径最大程度接近。
2. 根充糊剂尽量少导入。
3. 根充时，注意侧方加压器的选择及侧方加压器与副尖的关系。

▼ 实训评分

评定学生对侧方加压充填的掌握程度。

评分内容		分值	得分	合计
评分标准（100 分）	器械的选择	10 分		
	试尖准确性	20 分		
	封闭剂的调剂及导入	10 分		
	侧方加压及副牙胶尖的加入	20 分		
	切断牙胶尖	20 分		
	拍根充片最终效果	20 分		

▼ 作业

1. 根管充填应达到的标准为（　　）。
   A. 超填　B. 欠填　C. 恰填
   D. 牙胶尖恰填，糊剂超填　E. 牙胶尖欠填，糊剂超填
2. 根尖狭窄部距牙齿根尖孔距离为（　　）。
   A. 0.1 ~ 0.2 mm　B. 0.3 ~ 0.4 mm　C. 0.5 ~ 1.0 mm
   D. 1.2 ~ 1.5 mm　E. 1.6 ~ 2.0 mm
3. 根管消毒药应具备的条件如下，除了（　　）。
   A. 杀菌力强　B. 渗透性强　C. 性能稳定
   D. 不使牙齿染色　E. 刺激根尖周组织
4. 根管充填的评定标准是什么？

参考答案： 1.C ；2.C；3.E

（文　花）

任务 3.9 龈上洁治术

实训目标

1. 掌握龈上洁治器械的正确选择和正确使用，初步掌握龈上洁治术的基本操作方法。
2. 掌握超声波洁治的使用方法及临床上应用的步骤。

▼ 实训内容

1. 认识常用的手工洁治器械和超声波洁治器械。
2. 教师示教超声波洁治方法，学生互相进行洁治练习。

▼ 实训准备

托盘、口镜、镊子、探针、口杯等常规器械，各种类型洁治器，吸唾管、围布、洁治手柄、工作尖、慢速弯机、抛光杯、防护面罩，超声波工作尖。

▼ 方法和步骤

1. 理论复习　超声波龈上洁治术的操作步骤及注意事项。
2. 教师示教　在仿真头模或者学生口腔中示教超声波洁治术的方法与步骤。
3. 学生操作。

（1）认识常用的手工洁治器械和超声波洁治器械。

1）手工洁治器械

①镰形洁治器（图 3-9-1、图 3-9-2）：前牙、后牙各 2 件，左右成对，方向相反，清除前、后牙邻面的龈上菌斑、结石。

②锄形洁治器（图 3-9-3）：左右成对，清除前后牙颊、舌面结石。

③磨光器（图 3-9-4—图 3-9-6）：橡皮杯最常用，洁治后蘸抛光膏磨光牙面。

2）超声波龈上洁治器械：超声洁牙机、超声洁治器、抛光器械等。

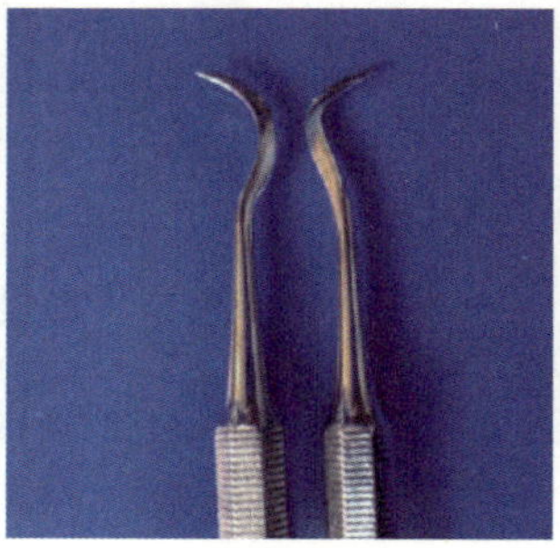
图 3-9-1　前牙镰形洁治器

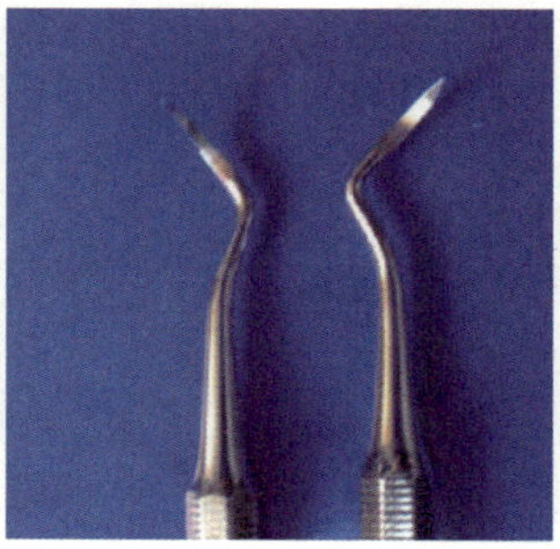
图 3-9-2　后牙镰形洁治器

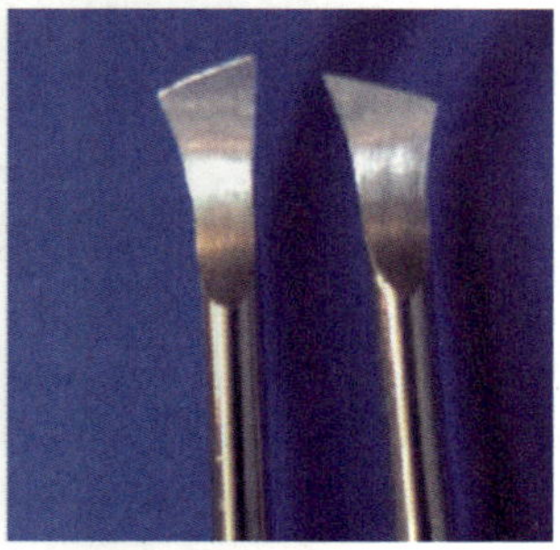
图 3-9-3　锄形洁治器

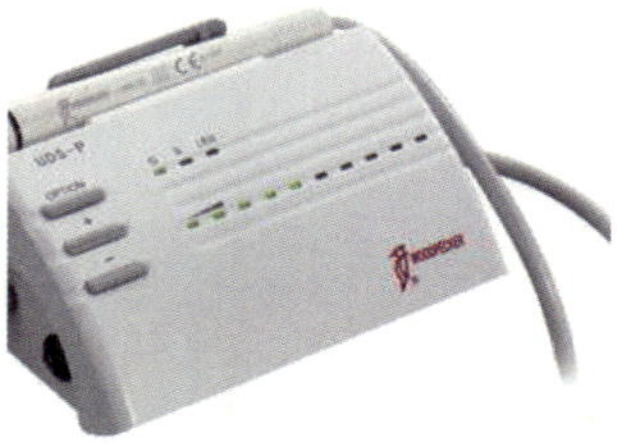
图 3-9-4　超声波洁治机

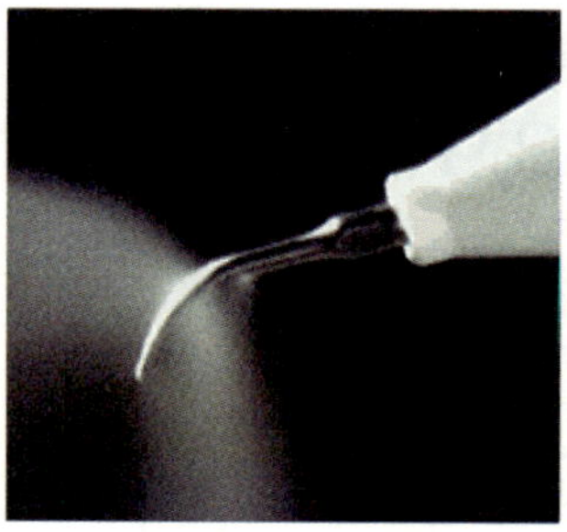
图 3-9-5　超声波工作尖

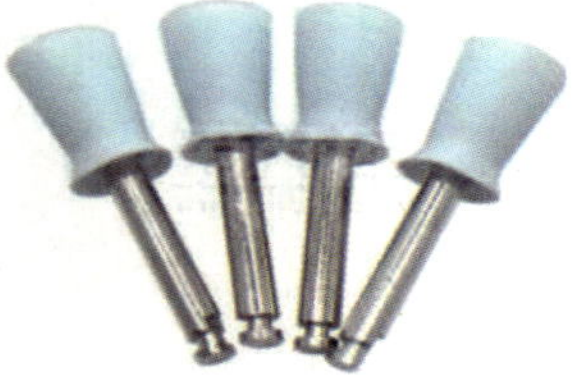
图 3-9-6　抛光杯

（2）洁治方法和步骤：

1）手用洁治器械操作要点：

①握笔式或改良握笔式轻持器械，拇指与示指握持器械，中指抵住器械柄，无名指作支点，如图 3-9-7 所示。

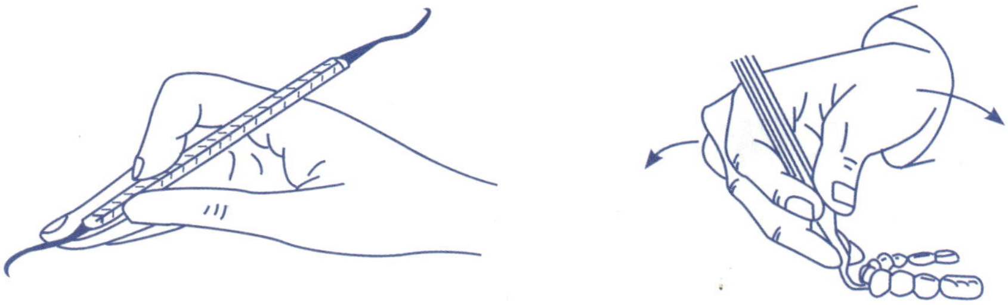
图 3-9-7　改良握笔法

②刀刃与牙面呈 80°，用拉推力作垂直向、水平向、斜向用力，每刮一下应该与前一动作有重叠，以免遗漏牙石，上颌前牙、下颌前牙、上颌后牙、下颌后牙共 6 个区分段进行，如图 3-9-8、图 3-9-9 所示。

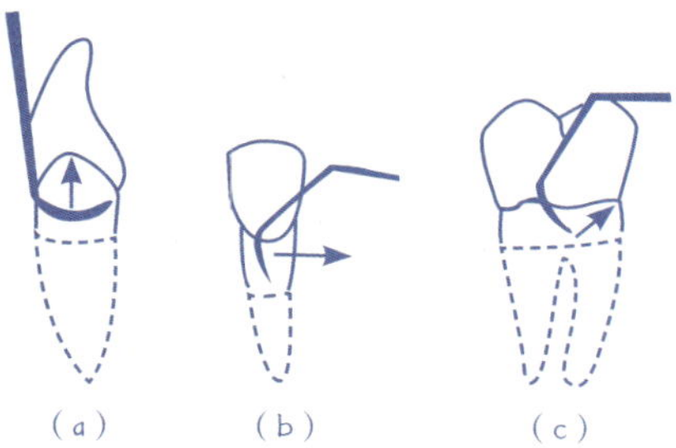

图 3-9-8　洁治、刮治的不同用力方向

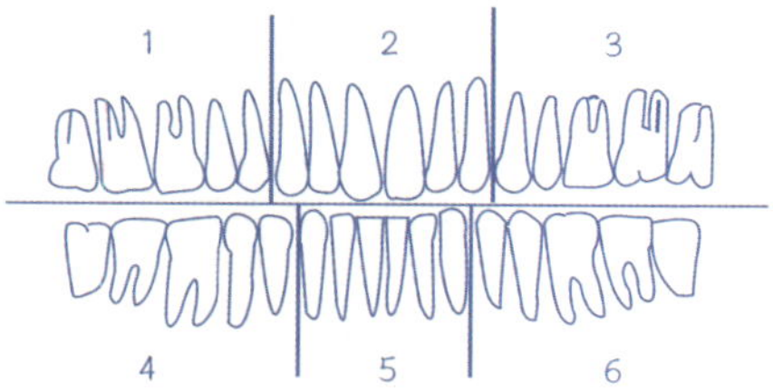

图 3-9-9　分区洁治

③轻轻加压，将抛光橡皮杯杯缘伸入龈沟少许，转动抛光杯，使杯缘始终接触牙面，进行牙面抛光，如图 3-9-10 所示。

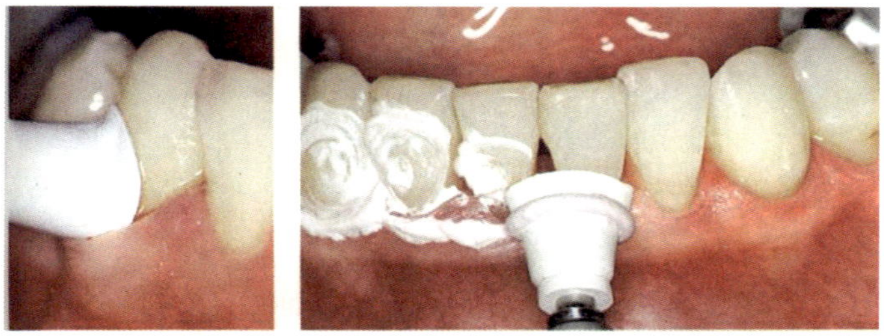

图 3-9-10　抛光杯抛光牙面

2）超声波洁治器械的操作方法和步骤：

①术前询问有无全身疾病史，必要时进行化学检验，以确定是否适合洁牙。

②调节体位，洁治上颌牙时，患者颌平面与地面约成 60°，洁治下颌牙时，患者颌平面尽量与地面平行。医师一般位于患者的右前方，有时也可根据牙位相应调整。

③全口牙分 6 个区洁治（同上），握笔式或改良握笔式轻持器械，必须有支点，口内或口外均可，工作尖的侧面与牙齿表面接触，与牙面平行或者小于 15°，禁用工作尖正面和尖端接触牙面。垂直、水平或者斜向叠瓦式进行洁治，防止遗漏。

④操作完成后用 3% 的过氧化氢溶液冲洗牙龈，然后请患者漱口，术后抛光牙面，必要时可局部使用消炎收敛的药物。

▼ 注意事项

1. 注意准确掌握支点及力的方向。
2. 注意避免牙石表面层层刮削及对牙龈的损伤。
3. 注意适应证的选择。

▼ 实训评分

评分内容			分值	得分	合计
评分标准（100 分）	操作方式	操作步骤	20 分		
		操作的注意事项	10 分		
	问诊	适应证的选择	10 分		
		排除掉一些禁忌证	10 分		
	调节体位	患者体位	10 分		
		医师体位	10 分		
	洁治方法	分区洁治，握笔式操作	10 分		
		洁治角度	10 分		
	术后抛光上药	术后牙面抛光及消炎药涂布	10 分		

作业

1. 匙形刮治器的工作端，真正用于刮治的部位是（　　）。

A. 前端 1/3　　B. 中部 1/3　　C. 后部 1/3

D. 前部 1/2　　E. 后部 1/2

2. 超声洁牙机具有以下洁牙的优势，除（　　）外。

A. 冲洗作用　　B. 降低交叉感染　　C. 除石效率高

D. 视野清楚　　E. 创伤小

3. 以下是超声波洁治术的使用方法，明显有误的是（　　）。

A. 将工作头放在牙面上，紧密接触，以利于牙石的去除

B. 工作头与牙面呈 15℃

C. 放稳支点

D. 用手指前后运动，使牙石在工作头的迅速震动下层层剥脱

E. 用手握持器械需稳而轻

4. 控制菌斑最有效的方法是（　　）。

A. 正确的刷牙和牙线等机械方法　　B. 化学药物

C. 由医务人员进行洁治　　D. 提高机体防御能力

E. 每日保证刷牙 2 次

参考答案： 1. A；2. B；3. A；4. A

（文　花）

重点笔记

任务 3.10　龈下刮治术及根面平整

实训目标

1. 熟悉龈下刮治术的器械及其使用方法。
2. 了解龈下刮治术和根面平整术的目的和原理。
3. 熟悉龈下刮治术和根面平整术的操作方法。

▼ 实训内容

1. 讲解龈下刮治器的种类和使用方法。
2. 教师在模型牙上示教龈下刮治术与根面平整术。
3. 学生在模型牙上练习龈下刮治术与根面平整术。

▼ 实训准备

托盘、口镜、镊子、尖探针、匙形刮治器［图 3–10–1（a）］、锄形刮治器［图 3–10–1（b）］、根面锉［图 3–10–1（c）］、牙齿模型。

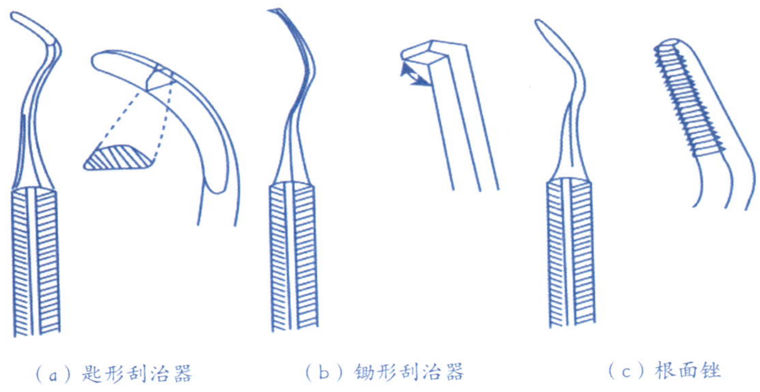

图 3–10–1　龈下刮治器

▼ 方法和步骤

1. 理论复习　刮治器械的使用方法。

2. 教师示教　在模型牙上示教龈下刮治术与根面平整术。

3. 学生操作。

（1）认识常用的刮治器：

1）通用型：匙形刮治器、锄形刮治器、根面锉。

2）Gracey 刮治器：每支刮治器只适用于一个或数个特定的部位和牙面，最常用的有 4 支，5#/6# 适用于前牙、尖牙，7#/8#、9#/10# 适用于前磨牙、磨牙颊舌面，11#/12# 适用于前磨牙、磨牙近中面，13#/14# 适用于前磨牙、磨牙远中面，如图 3-10-2、图 3-10-3 所示。

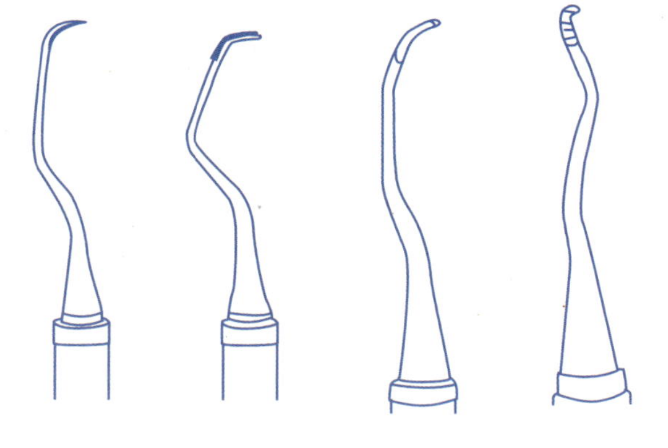

图 3-10-2　Gracey 刮治器

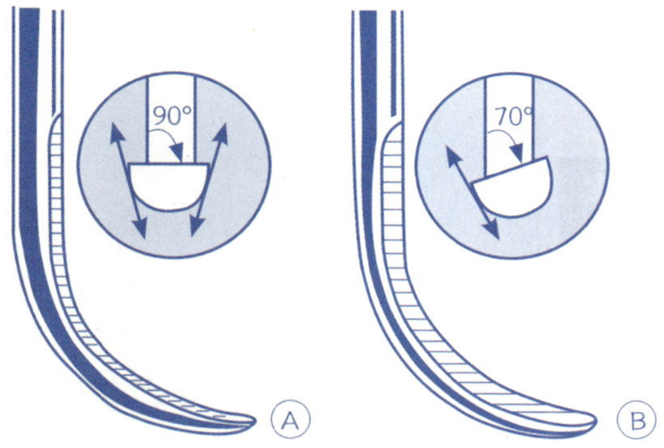

图 3-10-3　刮治器工作端与器械的角度

（2）龈下刮治术和根面平整术的基本操作步骤：

1）深的牙周袋在刮治前需行浸润麻醉。

2）探查龈下牙石的大小、形状、部位。

3）正确选择刮治器械进行刮治：以改良的握笔法握持器械，无名指做支点，将刮治器工作面与根面平行，缓慢放入袋底牙石基部，然后改变刮治器角度，使工作面与根面呈 45° ~ 90° ，向根面施加压力，以斜向和水平方向为主，刮除牙石。

4）刮除龈下牙结石的同时，工作端的另一侧刃可将袋内壁炎症肉芽组织及残存的袋内上皮刮掉。

5）治疗完毕后，用探针检查袋内牙石是否残留，确定牙石无残留，根面光滑平整后，用 3% 过氧化氢溶液冲洗牙周袋，清除袋内残渣，压迫牙龈，使之与根面贴合。

6）术后 4 ~ 6 周不探查牙周袋。

▼ 注意事项

1. 刮治要分区、分次、按顺序进行，以免遗漏。

2. 支点要稳。

3. 避免在根面形成刻痕。

4. 要连续刮治。

5. 器械移动要小，防止将感染物压入较深的牙周组织中导致严重感染。

实训评分

评分内容			分值	得分	合计
评分标准（100分）	探查	牙石形状、大小、部位	10分		
	器械握持	改良握笔式	10分		
	支点选择	中指或中指和环指紧贴作支点	10分		
	器械放置	刀刃与根面呈80°～90° 刮除牙石	20分		
	用力方式	冠向施力	10分		
	方向、幅度	幅度范围不要过大、连续刮除	10分		
	根面平整	刮除腐败牙骨质	10分		
	检查	根面是否平滑、是否有残余牙石	20分		

作业

1. 龈下刮治放入器械时，工作端平面与牙根面之间成的角度是（　　）。
   A. 40°　　B. 60°　　C. 80°
   D. 90°　　E. 0°
2. 龈下刮治刮除牙石时，工作端与牙面之间的最佳角度是（　　）。
   A. 110°　　B. 60°　　C. 80°
   D. 90°　　E. 45°
3. 根面平整的最终目的是（　　）。
   A. 去除根面残余牙石　　B. 平整牙根面　　C. 创造生物相容的环境
   D. 用化学处理根面　　E. 去除污染的牙骨质
4. 下列关于Cracey刮治器的特点，说法不正确的是（　　）。
   A. 有区域特异性　　B. 单侧切割刀　　C. 工作端有两个弯曲
   D. 刃面与器械颈部呈60°～70°　　E. 长的外侧刃为非工作刃

参考答案： 1. E；2. C；3. C；4. E

（文　花、张甜雅）

重点笔记

参考文献

CANKAO WENXIAN

[1] 骆小平 . 口腔材料学 [M].2 版 . 南京：江苏凤凰科学技术出版社，2021.

[2] 冯希平 . 口腔预防医学 [M].7 版 . 北京：人民卫生出版社，2020.

[3] 高岩 . 口腔组织病理学 [M].8 版 . 北京：人民卫生出版社，2020.

[4] 赵信义 . 口腔材料学 [M].6 版 . 北京：人民卫生出版社，2020.

[5] 何三纲 . 口腔解剖生理学 [M].8 版 . 北京：人民卫生出版社，2020.

[6] 王嘉德 . 口腔医学实验教程 [M].3 版 . 北京 : 人民卫生出版社，2008.

参考答案

（解析版）